Kimberley Claire

Mein Verstand belügt mich!

Dieses Buch ersetzt <u>nicht</u> den Gang zum Arzt!!!

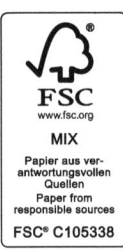

Bibliografische Informationen der Deutschen Nationalbibliothek:
Die Deutsche Nationalbibliothek verzeichnet diese Publikation in
der Deutschen Nationalbibliographie, detaillierte bibliografische
Daten sind im Internet über http://dnb.dnb.de abrufbar.

Herstellung und Verlag

BoD- Books on Demand, Nordstedt

ISBN:9783746097152

Übersicht:

Über das Phänomen Stimmenhören

Stimmenhören ist eine besondere menschliche Wahrnehmungsform, die zwar Leiden hervorrufen kann, unter günstigen individuellen und sozialen Voraussetzungen aber das Leben bereichern kann. Leider wird Stimmenhören heutzutage vor allem als Symptom psychischer Krankheit angesehen und Leute, die Stimmen hören werden als irre stigmatisiert. Im Gegensatz dazu ist es in anderen Kulturen und war es in der Vergangenheit unserer westlichen Kultur anerkannt, dass viele Personen, die Außergewöhnliches leisteten, Stimmen hörten: z. B. Sokrates, Mohammed, Jeanne d'Arc, Theresa v. Avila, Hildegard von Bingen. Es kommt bisweilen vor, dass Trauernde die Stimme eines verstorbenen Angehörigen hören. Auch Menschen, die lange isoliert sind, wie z.B. Weltumsegler, Isolationshäftlinge und Menschen mit traumatischen Erfahrungen hören häufig Stimmen.

Wenn jemand Stimmen hört, heißt das also nicht zwangsläufig, dass er oder sie psychisch krank ist. Forschungen über das Vorkommen von Stimmenhören belegen, dass viele Stimmenhörende deswegen keine psychischen Probleme haben, sondern sogar vollkommen gesund sind.

Untersuchungen zeigen, dass jene, die Stimmen hören, die psychiatrische Unterstützung beanspruchen mussten, die Stimmen besonders bedrohlich und negativ erlebten, sodass ihr Alltagsleben erheblich gestört wurde. Sie fühlten sich den Stimmen gegenüber hilflos und ausgesetzt. Manche Menschen, die von Psychiatern als psychotisch oder Schizophren bezeichnet werden hören Stimmen. Die Behandlung mit Psychopharmaka bringt für einige Erleichterung, andere leiden trotz der Medikamentenbehandlung weiterhin unter den Stimmen.

Drei Phasen des Stimmenhörens

Die Stimmen können unterschiedlich häufig auftreten, haben ganz verschiedene Charaktere, können flüstern und schreien, haben zum Teil sogar Namen, drohen und herabsetzen den Betroffenen.... Sie treten einzeln auf, reden durcheinander oder im Chor. Manchmal sind sie bekannt, manchmal sind sie vage und flüchtig. Auch die Inhalte, über die geredet wird, unterscheiden sich sehr. Manche reden über das Wetter, andere beschimpfen einen. Wieder andere erzählen Witze oder geben Ratschläge.

Trotz der Vielfalt der Erfahrungen gibt es auch Gemeinsamkeiten, wie Stimmen erlebt werden und wie die betroffenen Personen darauf reagieren. Die drei häufigsten Stufen erläutere ich in den folgenden Seiten.

1. Erschrecken

Die meisten Betroffenen beschreiben den Beginn des Stimmenhörens als plötzliches, erschreckendes und beängstigendes Erlebnis und können sich genau erinnern, wann sie zum ersten Mal eine Stimme gehört haben. Das Alter, in dem zum ersten Mal Stimmen auftraten, ist ganz verschieden. Die Intensität des Erschreckens ist in der Pubertät am größten. Verglichen damit ist die Verstörung geringer, wenn man als Kind oder als Erwachsener Stimmen hört, denn in der Pubertät weiss man selber nicht wer man eigentlich ist und als Erwachsener hat man sich schon viel mehr gefunden und ist auch selbstbewusster. Genau umgekehrt ist es bei Kindern diese haben nämlich immer noch das sogenannte « magische Denken», das ihnen erlaubt an Dinge, wie Feen und Kobolde oder eben auch Stimmen zu glauben.

Stimmen werden häufig von traumatischen oder emotional belastenden Ereignissen wie Unfällen, Scheidung, Todesfällen oder Krankheiten ausgelöst.

Manche betroffenen Menschen betrachten die Stimmen als hilfreich; sie rufen ein Gefühl der Vertrautheit hervor. Für diese Menschen steht fest, dass die Stimmen sie bestärken und ihr Selbstwertgefühl heben. Die Stimmen werden als positiver und verständlicher Aspekt des eigenen Ich erlebt.

Andere erleben die Stimmen von Anfang an als aggressiv und negativ. Für diese Menschen sind die Stimmen feindliche Kräfte, sie akzeptieren sie nicht als Teil ihrer selbst. Sie leiden unter den negativen Stimmen, die sie ins geistige Chaos stürzen können und sie so in Anspruch nehmen, dass die Beziehungen zur Außenwelt schwer gestört werden. Vor allem Menschen mit psychischen Problemen erleben die Stimmen oft als so bedrohlich, dass sie dadurch sehr verwirrt werden und den Bezug zur Realität verlieren.

Manche StimmenhörerInnen können anfangs nicht über ihre Erfahrungen sprechen. Manchmal verbieten ihnen das die Stimmen oder die StimmenhörerInnen befürchten, dass durch die Mitteilung die Stimmen verstärkt würden, und schweigen deshalb. Viele befürchten auch, als wahnsinnig abgestempelt zu werden, wenn sie zugeben, dass sie Stimmen hören. In dieser Phase ist es wichtig, die Betroffenen darin zu unterstützen, dass sie Kontrolle über ihre Stimmen ausüben können und sich von ihnen distanzieren können.

2. Wege suchen, mit den Stimmen auszukommen

Nachdem sich die Betroffenen an die Stimmen gewöhnt haben, ist es möglich, Erklärungen und Wege zu suchen, um besser mit den Stimmen zu leben. Verschiedene Formen von Psychotherapie und auch Selbsthilfegruppen können in dieser Phase sehr hilfreich sein.

Wer Stimmen hört, wird oft so verwirrt, dass man ihnen entfliehen möchte. Will man sich mit den Stimmen arrangieren, dann erfordert das eine bewusste Akzeptanz, d.h. ich stelle mich der Tatsache, dass ich Stimmen höre und dass sie zu mir gehören, auch wenn ich nicht mit ihrem Inhalt einverstanden bin.

Man kann in dieser Phase ganz verschieden reagieren:

- die Stimmen überhören
- selektiv hören, das heisst sich entscheiden, nur auf bestimmte Stimmen zu hören und aktiv in den Dialog mit den Stimmen treten
- sich mit den Stimmen regelrecht verabreden und nur zu gewissen Zeiten mit ihnen reden.

Wie Betroffene berichten, ist es hilfreich, die als positiv empfundenen Stimmen auszuwählen, nur ihnen zuzuhören, zu antworten und sie zu verstehen versuchen.

Wie aber verhält man sich gegenüber Stimmen, die einem unfreundlich gesonnen sind, die einen schlechtmachen und schmähen oder sich in die Gedanken einmischen, schädliche Ratschläge geben und zu unklugen Taten anregen?

Als Erstes muss man sich klar machen, dass man dieser Stimme, obwohl sie ins Bewusstsein dringt, nicht blindlings folgen muss. Viele, die Stimmen hören haben, wie alle anderen Menschen, ein Recht auf Selbstbestimmung, und auf diesem Recht können sie auch den Stimmen gegenüber bestehen.

3. Psychische Stabilität und Selbstbewusstsein erreichen

Es ist möglich, in positiver Weise mit den Stimmen umzugehen und seelisches Gleichgewicht zu finden. Die Betroffenen entscheiden, ob sie den Stimmen gehorchen oder lieber eigene Ideen und Vorhaben verwirklichen. Die Stimmenhörer haben mehr Kontrolle über die Stimmen erlernt und können die Stimmen mit ihrer Lebensgeschichte in Verbindung bringen.

In diesem Stadium der inneren Ausgeglichenheit betrachten die betroffenen Menschen ihre Stimmen als Teil ihres Selbst und ihres Lebens: "Ich höre Stimmen, kann damit leben und mich vielleicht sogar darüber freuen. Ich lasse mich nicht mehr von den Stimmen beherrschen, sondern beherrsche sie. Sie haben keine Kontrolle über mich." Damit ist die Grundlage dafür geschaffen, an der Lösung von Alltagsproblemen zu arbeiten und sich ein Leben nach eigenen Wünschen aufzubauen.

Wie entstehen Stimmen im Kopf?

Fremde oder bekannte Stimmen hören, die nicht da sind können psychotische aber auch gesunde Menschen hören. Wie unterscheidet das Gehirn die eigene von fremden Stimmen? Stimmenhören beruht vermutlich auf einem Verwechselungsfehler.

Mithilfe von „Efferenz Kopien" kann das Gehirn zwischen äußeren und inneren Signalen unterscheiden. Werden diese fehlerhaft weitervermittelt, kann es zu Symptomen wie Stimmenhören oder auch Fremdbeeinflussungserleben kommen.

Was sind Efferenz Kopien?!

Das Gehirn sendet Anweisungen, sogenannte „efferente Signale", zu den ausführenden Organen. Zum Beispiel wird die Anweisung für den Satz: „Heute Abend koche ich für uns eine Pizza" – über den Motorkortex zu den Lippen geschickt, welche die Muskelbewegung ausführen – wir sprechen.

Gleichzeitig wird eine „Efferenz Kopie", eine Kopie dieser Anweisung, zu den akustischen Hirnarealen geschickt, die die wahrgenommene Sprache verarbeiten. Durch diese Kopie wissen wir, dass wir es selbst sind, die diesen Satz gesagt haben.

Eine Efferenz Kopie erhalten wir auch dann, wenn Sätze nicht laut ausgesprochen werden – so erkennen wir unsere eigenen Gedanken.

Innere Sprache wird also ähnlich, durch die Aktivierung der gleichen motorischen Sprachareale, eingeleitet, die auch bei gesprochener Sprache aktiviert werden.

Wenn externe Reize („Afferenzen") unsere akustischen Hirnareale erreichen, kurz nachdem unsere Ohren unsere eigene Stimme wahrnimmt, wissen wir durch die Efferenz Kopie, dass wir selbst die Verursacher dieser Worte sind, in unserem Beispiel des Pizza-Satzes.

Bei Menschen, die Stimmen hören, ist die Weiterleitung der

Efferenz Kopie an die akustischen Hirnareale gestört oder ganz blockiert. Ihnen fehlt also die Meldung, dass der gehörte Satz vom eigenen Gehirn initiiert wurde, sodass dieser als von außen kommend wahrgenommen wird.

Somit findet eine Fehl-Attribution intern generierter Sprache statt, die so als externe Stimme erscheint.

Durch das gleiche Phänomen kann es auch zum Erleben von Fremdbeeinflussung und Gedankeneingebungen kommen.

Auf den Punkt gebracht

Das Gehirn schickt Anweisungen (z.b sprechen) an die dafür entsprechenden Organe (z.b Lippen). Eine Kopie dieser Anweisung wird an das sprachverarbeitende Gehirnareal geschickt. Die Kopie meldet dem Hirnareal, der für das hören zuständig ist den internen Ursprung der Sprache. So kann unser Gehirn unterscheiden zwischen eigener und fremder Sprache. Bei Menschen, die Stimmen oder Geräusche hören, fehlt diese Kopie. Unser Gehirn weiss daher nicht, dass es sich um die eigene Stimme oder die eigenen Gedanken handelt und so erscheinen diese fremd.

Fast alle hören Stimmen im Kopf, der einzige Unterschied zwischen psychotischen und normalen Stimmen hören ist, dass der Ursprung der Stimmen verloren geht.

Was genau hören Menschen, die Stimmen hören?

Wenn man manchmal das Gefühl hat, das Handy würde vibrieren, obwohl es das gar nicht tut, oder man sich in der Menschenmenge umdreht, weil man glaubt, jemand hätte nach einem gerufen – dann würden die wenigsten das als akustische Halluzination betrachten. Aber streng genommen sind sie genau das: Geräusche, die man hört, obwohl sie eigentlich nicht da sind. 75 Prozent aller Menschen kennen Wissenschaftlern zufolge dieses Phänomens. Ein paar weniger sind es, die nicht nur Phantomgeräusche hören, sondern tatsächlich Stimmen, die sich ihnen aufdrängen, ihnen etwas zuflüstern oder befehlen, Moralapostel spielen oder den Betroffenen auslachen.

Was genau Betroffene hören hängt stark von Individuum ab. Was ich persönlich auch sehr spannend finde ist, dass es auch von der Kultur abhängig ist, was Betroffene hören. Beispielweise in den westlichen Ländern sind Stimmen meist bedrohlich und aggressiv, jedoch in z.b Indien oder Afrika haben Stimmen etwas Göttliches und Liebevolles.

Bis zu 10% der Bevölkerung hören Stimmen

Zwischen drei und zehn Prozent der Bevölkerung, so wird
geschätzt, passiert das zumindest einmal im Leben – und bei
manchen von ihnen wollen die Stimmen gar nicht mehr
verschwinden, wenn sie einmal da sind.

Aber was genau hören Menschen, die Stimmen hören?

Eine von ihnen war eine Frau, die ihre Erfahrungen so beschreibt:
„Ich höre so um die 23 verschiedenen Stimmen. Jede ist anders –
sie haben andere Namen, sind unterschiedlich alt und klingen
unterschiedlich."

Manche seien sehr aggressiv oder gemein, andere nicht.
„Manchmal höre ich ein Kind das völlig verängstigt ist", sagt sie.
Dann spüre sie gleichzeitig brennende Schmerzen im Körper, die
erst dann verschwänden, wenn auch die Stimme sich wieder
beruhige, berichtet sie.

Stimmen und Geräusche werden von Empfindungen begleitet

81 Prozent, so sagt man, hören nämlich nicht nur eine, sondern mehrere und oft wiederkehrende Stimmen, hinter denen jeweils ein spezieller Charakter mit eigenem Namen, Alter, Geschlecht und Persönlichkeit steht.

Zwei Drittel fühlen gleichzeitig etwas körperlich, etwa Kribbeln in Händen und Füßen oder Schmerzen, wie die von der betroffenen Frau.

Man fand auch heraus, dass Stimmen, die mit solchen körperlichen Empfindungen verbunden waren häufiger als aggressiv oder gewalttätig empfunden wurden – in einigen Fällen waren sie auch auf traumatische Erfahrungen zurückführbar.

Doch nicht alle Stimmen standen für Angst, Depression oder Stress. Ein Drittel der Befragten gab an, die Stimmen würden auch positive Gefühle hervorrufen. Ebenfalls überraschend: Befehlende Stimmen traten weitaus seltener auf als bislang vermutet. Nur fünf Prozent berichteten davon.

Wer Stimmen hört muss nicht krank sein – ärztliche Abklärung ist aber sehr wichtig

Viele Menschen haben schon einmal Stimmen im Kopf gehört. Manche Personen hören gelegentlich oder auch häufig Stimmen. Für einen Teil dieser Menschen ist dieses Phänomen unproblematisch, während andere extrem darunter leiden können. Stimmenhören kann auch auf eine schwerwiegende Erkrankung der Psyche oder des Gehirns hindeuten und sollte unbedingt ärztlich abgeklärt werden. „Stimmenhören und andere Halluzinationen können im Rahmen einer beginnenden Psychose auftreten, weswegen es sehr wichtig ist, zeitnah einen Facharzt für Psychiatrie und Psychotherapie aufzusuchen. Charakteristisch für eine Psychose ist, dass Betroffene in unterschiedlichem Ausmaß den Bezug zur Realität verlieren und Dinge wahrnehmen, die in Wahrheit nicht vorhanden sind. Das können dann Stimmen sein, die Befehle geben oder Situationen kommentieren aber auch unangenehme Gerüche, Lichtblitze sowie eine veränderte Farbwahrnehmung. Besonders gefährdet für eine Psychose-Erkrankung sind junge Erwachsene. Oft ist es ein schleichender Prozess, bei dem sich das Erleben langsam verändert und parallel weitere Symptome auftreten. So können beispielsweise wiederholt die Gedanken chaotisch durcheinandergeraten oder auch von Nebensächlichem unterbrochen werden. Auch erleben Betroffene ihre Umgebung zunehmend als unwirklich oder haben das Gefühl, nur noch neben sich zu stehen." Noch bevor solche psychotischen Symptome auftreten, kann es bereits zu Beeinträchtigungen der Stimmung, des Antriebs sowie der kognitiven und kommunikativen Fähigkeiten kommen, die das soziale Leben und die Ausbildung oder den Beruf behindern. Tritt das Stimmenhören erstmals im höheren Lebensalter auf, kann dies aber auch auf einen degenerativen Prozess hindeuten - wie beispielsweise eine Demenzerkrankung oder eine Stoffwechselentgleisung - die ebenfalls ärztlich genau abgeklärt und ggf. behandelt werden müssen.

Psychisch gesunde Menschen hören Stimmen, die nicht da sind
Wer Stimmen hört, wird schnell als psychisch krank angesehen. Doch ist das Phänomen auch bei gesunden Menschen verbreitet. Es geht sogar mit einer speziellen Gabe einher, wie eine neue Studie zeigt.

Anfangs war es nur eine Stimme. Neutral kommentierte sie, was Frau C tat, zum Beispiel: «Sie verlässt den Raum» oder «Sie öffnet das Fenster». Später kamen andere Stimmen hinzu, und sie wurden zunehmend aggressiv, bedrohlich und imperativer. Seit über zehn Jahren hört sie Stimmen, und mittlerweile hat sie sich daran gewöhnt. Es war jedoch ein langer Leidensweg – unter anderem, weil man sie für schizophren hielt. Als Psychologin erforscht sie heute das «Stimmenhören» an der University of Liverpool und setzt sich dafür ein, dass Betroffene nicht sofort als psychisch krank abgestempelt werden. Zwar tritt das Phänomen häufig bei einer Psychose auf, so haben etwa 70 Prozent der Schizophrenie-Patienten verbale Halluzinationen. Jedoch hören auch 5 bis 15 Prozent der psychisch gesunden Menschen gelegentlich solche Stimmen. Das kann etwa beim Übergang vom Schlaf zum Erwachen sein, in der Kindheit oder in einer Trauerphase, etwa nach dem Verlust einer nahestehenden Person. Bis zu einem Prozent der gesunden Menschen hört wie Frau C über viele Jahre regelmässig Stimmen.

Stimmenhören kann auch ein harmloses Phänomen sein
Stimmenhören muss aber nicht zwangsläufig
behandlungsbedürftig sein. Sehr viele Menschen kommen sogar
mit den Stimmen, die andere Menschen nicht hören, gut zurecht
und empfinden sie als Bereicherung in ihrem Leben. „Stimmen zu
halluzinieren ist gar nicht mal so selten. Man geht davon aus, dass
es zwischen drei und zehn Prozent der Bevölkerung einmal im
Leben passiert. Personen, die plötzlich diese Erfahrung machen,
sollten also möglichst nicht gleich beunruhigt oder besorgt
reagieren, denn das bedeutet nicht, dass man krank ist oder wird.
Eine Abklärung ist aber notwendig. „Das erste Eintreten von
Stimmenhören ist für viele allerdings oft ein dramatisches
Erlebnis. Es kann zu panischen Reaktionen kommen und zu einem
inneren Kampf, den Stimmen entfliehen zu wollen. Aus Angst,
verrückt zu werden, neigen viele zur Verdrängung oder versuchen,
sich abzulenken – was oftmals erfolglos bleibt, denn zu Beginn
sind die Stimmen meist stärker als einem selbst- zumindest
solange bis einen Umgang mit ihnen gefunden wurde. Diese
Reaktionen sind zunächst nur verständlich. Längerfristig tragen
solche negativen Interpretationen und der damit einhergehende
Stress aber dazu bei, dass die Symptomatik einen ungünstigen
Verlauf nimmt und Betroffene sich eher in Behandlung begeben
müssen. Einem anderen Teil der Stimmenhörer gelingt von sich
aus einen erfolgreichen Umgang mit den Stimmen. Sie begreifen
diese als eine Art Besonderheit ihres Hirnes oder nutzen die
Stimmen auch als Gradmesser der eigenen Befindlichkeit. Die
Stimmen zeigen ihnen auf, dass sie vielleicht gerade unter
besonderer Anspannung oder in einer Konfliktsituation stehen und
man dies als Gelegenheit nutzen kann, sich etwas
zurückzunehmen und mehr Erholungsphasen einzuplanen.
Manchen Menschen gelingt es, die Wahrnehmung auf die als
positiv empfunden Stimmen zu lenken, Stimmen einzugrenzen,

zuzulassen, verstummen zu lassen oder auch in einen konstruktiven «Dialog» mit den Stimmen zu treten. Auch berichten einige, dass die Stimmen ihnen Aufschlüsse über ungelöste Lebensprobleme geben und dies bei der Bewältigung von Problemen helfen kann. Es hat sich gezeigt, dass Menschen, die bereits in jüngeren Jahren von Stimmen begleitet wurden, diese als weit weniger belastend oder verstörend erleben und es eher gelingt, sie in ihr Leben zu integrieren.

Jeder Zwanzigste hört Stimmen

Epidemiologische Untersuchungen zeigen, dass etwa jeder zwanzigste Mensch einmal im Leben eine solche Erfahrung macht, doch mit den häufig als Erklärungsmodellen bemühten Geistererscheinungen, übersinnlichen Fähigkeiten oder religiösen Offenbarungen hat das Stimmenhören nicht zwangsläufig zu tun. „Stimmenhören wird heute zunehmend als akzessorisches Phänomen der Schizophrenie gesehen, dass bei dieser Krankheit vorkommen kann aber nicht muss.

Unterschiedliche Hypothesen über die Ursachen betreffen Fehlschaltungen innerhalb verschiedener Wahrnehmungs- und Erkennungsbereiche im Gehirn bis hin zu Fehlern bei der Zuordnung von Gedanken und Impulsen zwischen innen und aussen. Die neurophysiologischen Befunde über Vorgänge im Gehirn zeigen auch, dass selbst bei „normalen" Wahrnehmungen vieles selbstgemacht ist. Das Erlebnis Stimmenhören allein ist weder eine Krankheit noch bedarf es unmittelbar einer psychiatrischen Behandlung.

Wie genau die inneren Stimmen entstehen, das wissen selbst Hirnforscher noch nicht ganz genau. Gewiss ist jedoch, „dass uns das Gehirn allerhand vorspielen kann, schließlich erleben wir das ständig im Traum." Eine aktuelle Theorie besagt, dass es sich bei den vermeintlichen Stimmen um „Interpretationsfehler" des Gehirns handelt: eigene Gedanken werden einer äußeren Quelle zugeordnet.(siehe Efferenz Kopien)

„Und genauso wie man diese Fehlinterpretation lernt, kann man sie auch wieder verlernen!"

Das Gehirn spricht auf die versteckten Wörter an

In einem Versuch präsentierten die Forscher einigen Teilnehmern Tonsequenzen mit und ohne versteckte Sätze. Dabei scannten sie ihre Hirnaktivität mit fMRI. Obwohl sie es nicht wussten, fiel den meisten Stimmenhörern (neun von zwölf) relativ schnell auf, dass einige Sequenzen Wörter enthielten. Bei den Kontrollpersonen war dies nur bei acht von siebzehn der Fall, und es dauerte meist länger. Bei allen Probanden reagierten die Hirnregionen, in denen Sprache verarbeitet wird, jeweils auf die potenziell verständlichen Tonbeispiele. Bei den Stimmenhörern sprachen zudem einzelne Hirnregionen, die etwa die Aufmerksamkeit steuern, stärker auf die Tonbeispiele mit Sätzen an als auf jene ohne. Es sei schon lange bekannt, dass Personen, die halluzinierten, dieser Sinneswahrnehmung mehr Aufmerksamkeit schenkten und früher einen Sinn ausmachten als Leute, die nicht halluzinierten. So wie Stimmenhörer einzelne Wörter in reinem Rauschen hören, sehen Menschen mit visuellen Halluzinationen häufiger etwas Konkretes in einem Tintenklecks.

Sehr lebendige Zwiegespräche
Womöglich führe diese Erwartungshaltung bei Stimmenhörern auch zu besonders lebendigen inneren Stimmen. Eine der gängigen Erklärungen für verbale Halluzinationen ist, dass die Personen ihre eigene innere Stimme nicht erkennen. Jeder führt in Gedanken Gespräche oder gibt sich Anweisungen, was zu tun ist. Die meisten Menschen wissen aber genau, wann eine Aussage selbst generiert ist und wann sie von aussen kommt. Womöglich führt ein Verarbeitungsfehler im Gehirn dazu, dass eine Person die Aussagen als fremderzeugt wahrnimmt. Aber darauf kam ich in

einem früheren Kapitel schon mal zu sprechen (siehe Efferenz Kopien).

Je eher die Stimmen von den Betroffenen akzeptiert werden, desto weniger beängstigend sind sie. Hier setzen auch Psychotherapien an. Frau C musste sich intensiv mit vergangenen Traumata auseinandersetzen, bevor die Stimmen freundlicher und umgänglicher wurden. Heute nimmt sie sie als positiv und bereichernd wahr. Manchmal seien sie sogar lustig und erzählen Witze.

Akustische Halluzinationen: Stimmenhören kann qualvoll sein

Bis zu zehn Prozent der Menschen hören irgendwann Stimmen und Geräusche, die gar nicht da sind. Stimmenhören kann, muss aber nicht Symptom einer Psychose sein – ärztliche Abklärung ist jedenfalls wichtig. Die Ursachen sind vielfältig, so können akustische Halluzinationen auch bei Stress und Überlastung, Schlafentzug und Drogenkonsum auftreten. Fast jeder zehnte Mensch hört im Laufe seines Lebens Stimmen, die physikalisch nicht erklärbar sind. Solche akustischen Halluzinationen treten zwar bei schizophrenen Psychosen häufig auf, sind aber nicht unbedingt ein Hinweis auf eine psychische Störung. Körperliche Erkrankungen, Schlafentzug und bestimmte Drogen können genauso akustische Halluzinationen verursachen. Tatsächlich werden akustische Halluzinationen heute von der Allgemeinheit ausschließlich als klassisches Symptom einer psychischen Krankheit begriffen, Betroffene werden diskriminiert und stigmatisiert, und öffentliche Berichterstattung sowie bestimmte

Filme und Bücher tun das ihrige dazu, diesbezügliche Ängste zu schüren, wenn sie berichten oder suggerieren, dass Straftäter von Stimmen dazu getrieben wurden, Verbrechen zu begehen. Dieses Phänomen der ‚imperativen Stimmen' gibt es zwar, aber es ist äußerst selten. Die Angst vor Stigmatisierung ist daher bei vielen Betroffenen größer als die Angst vor den inneren Stimmen: Menschen mit akustischen Halluzinationen zögern oft jahrelang, sich Fachleuten anzuvertrauen.

Skills gegen Stimmen hören

- Realitätsüberprüfung

Es kann hilfreich sein, sich das immer wieder bewusst zu machen: «die Stimmen sind nicht echt. Es ist nur mein Hirn, das einen Streich spielt. Wenn da tatsächlich eine Stimme wäre, müsste andere sie nicht auch hören?»

- Musik hören

Hören Sie ein wenig Musik. Am besten mit Kopfhörern.

- Summen oder singen
- Mundgymnastik

Öffnen Sie den Mund ganz weit und schliessen sie ihn wieder. Diese Übung lenkt Sie ein wenig ab und dann werden auch die Stimmen ruhiger.

- STOPP

Sagen sie laut oder denken Sie sich einfach « STOPP».

- Zählen
- Lautes Vorlesen
- Stehen Sie an eine Wand
- Weghören
- Ignorieren
- Wegjagen

- Was wollen mir die Stimmen sagen?

Überlegen Sie sich mal aus psychologischer Sicht, was denn eigentlich der Sinn dieser Stimmen sein könnte. So kann es Ihnen möglich sein der Sache auf den Grund zu gehen und ihre Stimmen zu durchschauen.

Neutrale und wütende Stimmen

Die Stimmen können freundlich, wohlgesinnt oder neutral sein, aber auch wütend und herabwürdigend. Manche reden ständig, andere äussern sich nur gelegentlich. Laut einer Übersichtsarbeit unterscheiden sich die halluzinierten Stimmen von gesunden und psychotischen Menschen bezüglich ihrer Lautstärke und der vermeintlichen Quelle (im Kopf oder von ausserhalb wahrgenommen) kaum. Jedoch äussern sie sich bei psychotischen Menschen öfter und negativer und werden meist als quälender empfunden.

Manche Forscher gehen von einem Kontinuum der Psychose aus, das von psychisch gesund über gesund mit einigen psychotischen Symptomen bis zu einer voll ausgebildeten Psychose reicht. Das bedeutet aber nicht, dass Menschen, die Stimmen hören, ein bisschen psychotisch sind oder es jemals sein werden – ähnlich, wie die meisten schüchternen und introvertierten Menschen weit davon entfernt sind, jemals eine Sozialphobie zu entwickeln.

Zunehmend untersuchen Forscher, wie verbale Halluzinationen im Gehirn entstehen. Studien zeigen, dass die Betroffenen generell dazu neigen, überall auf Stimmen zu achten, beziehungsweise bedeutungslosen Geräuschen einen Sinn zu geben. So tendieren sie stärker als Menschen ohne verbale Halluzinationen dazu, etwa im Rauschen des Fernsehers Gemurmel zu hören.

Darauf bauten auch Forscher in England auf und zeigten, dass diese erhöhte Bereitschaft, überall Stimmen zu hören, den Betroffenen auch dabei hilft, Wörter oder gar ganze Sätze in einem scheinbar unverständlichen Tonbeispiel zu erkennen. Die Forscher präsentierten zwölf «Stimmenhörern» und siebzehn «nicht Stimmenhörenden» sogenannte Sinus-Wellen-Sprache. Dabei wird ein Ton so verändert, dass er in Rhythmik und Amplitude einem gesprochenen Satz ähnelt. Es erinnert an «Alien Sprache». Die meisten Personen erkennen nicht, dass sich darin ein Satz verbirgt, solange sie nicht darauf hingewiesen werden. Mit etwas Übung kann man die Sätze aber verstehen.

Bei Leidensdruck ist professionelle Hilfe wichtig
Das Stimmenhören kann vom Kopf, den Ohren, von außerhalb des Körpers oder auch von bestimmten Körperteilen ausgehen. Dies kann für manche Menschen, auch wenn keine psychische oder organische Erkrankung zugrunde liegt, sehr problematisch und belastend sein. Werden die Stimmen als tyrannisierend empfunden oder fühlt man sich in seiner Lebensführung eingeschränkt, kann psychotherapeutische Hilfe wichtig sein. Selbst wenn das Stimmenhören gar nicht oder nur unwesentlich beeinflusst werden kann, können sich Betroffene einen besseren, weniger belastenden Umgang damit aneignen. Auch die Teilnahme an einer Selbsthilfegruppe kann eine gute Möglichkeit sein, das Phänomen leichter in sein Leben zu integrieren, denn dort erhält man Einblick in eine Vielzahl von Selbsthilfestrategien.

Ein großes Problem ist für viele Betroffene, dass sie mit ihrem Erleben alleine bleiben und aus Angst vor Stigmatisierung oder der Möglichkeit, für verrückt erklärt zu werden, die Stimmen der Umwelt gegenüber verschweigen. Leider reagiert das Umfeld auch oft mit Unverständnis, Zurückweisung und wenig tolerant.

Es gibt keine abschließende Erklärung dafür, warum ein Mensch plötzlich anfängt Stimmen zu hören. Das Stimmenhören kann unter anderem im Rahmen traumatischen oder intensiven emotionalen Ereignissen auftreten, wie bei Unfällen, zwischenmenschlichen Konflikten, Todesfällen, Scheidungen, Erkrankungen oder auch nach der Einnahme von Drogen. Das Stimmenhören kann dabei ganz unterschiedlich in Erscheinung treten. Manche Menschen hören nur eine Stimme oder aber viele. Sie können von bekannten Menschen stammen oder als völlig fremd erscheinen. Auch Lautstärke, Tonalität und der Zeitrahmen, in dem die Stimmen vernommen werden, sind ganz variabel. Zukünftig sollte über das Phänomen Stimmenhören mehr in der Öffentlichkeit berichtet werden mit dem Ziel, den Begriff zu Entstigmatisierung. Dadurch können sowohl die Betroffenen als auch Personen aus ihrer Umgebung besser lernen, damit umzugehen.

Wahnsinnig oder doch normal?

Ist Stimmenhören also „ganz normal" oder doch krankhaft? Die Tatsache, dass man Stimmen hört, die den Charakter einer Halluzination haben, ist normal. Krank und hilfebedürftig wird man, wenn die Stimmen Angst hervorrufen und man sich dadurch im Alltag behindert fühlt. Dies gilt für gesunde und krank gewordene Stimmenhörer. Bei den krank gewordenen Stimmenhörern hat die existentielle Problematik größere Konsequenzen für das alltägliche Funktionieren und die emotionale Entwicklung mit sich gebracht. Diesen Personen war es nicht möglich, eine Lösung für die Problematik zu finden.

HALLUZINATIONEN

Halluzinationen sind ebenfalls häufige Schizophrenie-Symptome, die bei etwa der **Hälfte der Betroffenen** auftreten. Eine Halluzination ist eine Sinnestäuschung. Hierbei empfinden Betroffene etwas als real, für das kein tatsächlicher Sinnesreiz vorhanden ist.

Sie sehen beispielsweise Silhouetten in Wänden, die gar nicht vorhanden sind (optische Halluzination); oder sie hören Stimmen, die sonst niemand wahrnimmt (akustische Halluzination). Akustische Halluzinationen kommen sehr häufig als Schizophrenie-Symptome vor. Oft äußern sie sich durch Stimmen, die dem Erkrankten Befehle erteilen (sog. imperative

Stimmen) oder ihr Verhalten kommentieren (sog. kommentierende Stimmen). Manche Betroffene hören auch Stimmen, die sich untereinander unterhalten (sog. dialogisierende Stimmen). Auch das sogenannte Gedankenlautwerden gehört zu den akustischen Halluzinationen. Dabei glauben Betroffene, die eigenen Gedanken zu hören. Generell können Halluzinationen als Schizophrenie-Symptome jedes Sinnesorgan betreffen, also auch das Riechen und Schmecken. Dabei riechen oder schmecken sie beispielweise Blumen obwohl sie auf einer Baustelle stehen.

Ursachen komplexer Halluzinationen

Irreale Wahrnehmungen nach einer Hirnläsion setzen rasch ein, dauern aber selten länger als zwei Wochen an. Kölmel hält dies für Begleiterscheinungen eines Selbstheilungsversuchs des Gehirns: Nach einer Schädigung muss sich die Interaktion einzelner Hirnteile auf einem neuen Niveau einpendeln, denn auf die Aktivitätsminderung in einem Gebiet können andere Hirnbereiche überschießend reagieren. Gelingt es dem Gehirn allerdings nicht, die Balance wiederherzustellen, etwa wenn zu viele Hirnteile geschädigt sind, werden die Trugwahrnehmungen chronisch wie bei dem "Picasso-Bilder"-Patienten, der jahrelang darunter litt. Bei unserem speziellen Training an einem Computer-Monitor lernte er nur sehr langsam, diese störenden Fehlbilder zu unterdrücken.

Es liegt nahe, dass bei komplexeren halluzinierten Wahrnehmungen auch eine Störung im Stirnhirn vorliegt, also in der vorderen Hirnrinde, beziehungsweise auch im Schläfenlappen. Zum Beispiel wies der Mann, der "Picasso-Bilder" sah, neben der Teilblindheit infolge des Schlaganfalls – was sich auf die Sehrinde im Hinterhauptslappen auswirkte – auch im Stirnhirn einen Defekt unbekannter Herkunft auf.

Wahrscheinlich setzen sich komplexe Halluzinationen fast durchweg aus Gedächtnisinhalten zusammen. Nur sind sie nicht "sortiert" und erscheinen deswegen so wirr. Dies postulierte schon 1928 der Wiener Psychologe Otto Plötzl. Nur wenige Jahre später erkannte der Neurochirurg Wilder Penfield, dass unser Gehirn viel mehr Informationen speichert als seinerzeit vermutet. Während Operationen reizte er erstmals das freiliegende Gehirn wacher Personen. Da dieses selbst schmerzfrei ist, kann man bei geöffnetem Schädel die Narkose soweit reduzieren, dass der Patient wieder ansprechbar wird. Penfield stimulierte die Hirnoberfläche elektrisch und ließ sich die wahrgenommenen Veränderungen beschreiben. Auf eine solche Reizung hin erfolgten oft lebhafte Halluzinationen. Sie beinhalteten häufig vergessen geglaubte früher erlebte Situationen, welche die Patienten als äußerst real erlebten. Penfield vermutete deswegen, dass das Gehirn praktisch eine vollständige Erinnerung an alle Ereignisse des Lebens aufbewahrt.

Wieso halluzinieren wir dennoch normalerweise nicht? Dafür sorgt nach heutiger Kenntnis der so genannte Assoziationscortex im Stirnhirn. Dieser Bereich ist bei geistiger Tätigkeit, beim "Denken", stets aktiv. Er steuert, was ins Bewusstsein strömen darf und was unterdrückt werden muss. Wenn wir zum Beispiel ein Problem lösen müssen, fischt der Assoziationscortex die relevanten Gedächtnisinhalte und Assoziationen heraus und unterdrückt den Rest.

Ständig wollen nämlich die verschiedensten Erinnerungen und Gedankenfetzen, auch unsinnige Assoziationen, zum Bewusstsein vordringen. Denn immerfort entstehen vielerorts im Gehirn spontan Impulse, weil Nervenzellen manchmal auch von allein aktiv werden, besonders wenn sie länger nicht angeregt wurden. Sie aktivieren dann leicht andere Nervenzellen. Wenn alle diese Erregungen unkontrollierten Zugang zum Bewusstsein hätten, wären wir bald handlungsunfähig.

Die Ausbreitung von Spontanimpulsen hemmen normalerweise schon nahe Neuronen, die gerade mit der Verarbeitung echter Informationen befasst sind. Fehlt solch eine Hemmung etwa für das visuelle System, entstehen je nach Anzahl der feuernden Neuronen im einfachsten Fall Trugwahrnehmungen von kleinen hellen Punkten bis zu überwältigend strahlendem Licht. Entstehen solche Signale in Bereichen des Sehzentrums, in denen Formen erkannt werden, erscheinen dem Patienten geometrische Muster. Und falls Nervenzellverbünde ungehindert aktiv werden, die beim Erkennen von Personen mitwirken, können vor dem inneren Auge menschliche Figuren herumgeistern.

Wenn also wirre Bilder, Gedanken und Erinnerungsfetzen in Erscheinung treten, versagt vermutlich der Assoziationscortex. Menschen mit einer Schädigung in diesem Bereich der vorderen Hirnrinde vermögen oft nicht mehr folgerichtig zu handeln, einfache Probleme zu lösen oder sich flexibel auf veränderte Situationen einzustellen. Es gibt noch einen weiteren Mechanismus, der hierbei eine Rolle spielt: die Aufmerksamkeit. Die normale Selektion durch den Assoziationscortex, die wir als Aufmerksamkeit erleben, stellt einen der wichtigsten Mechanismen in unserem Gehirn dar. Nur durch gezielte

Aufmerksamkeitslenkung kann sich die begrenzte geistige Kapazität des Bewusstseins schnell und optimal auf relevante Ereignisse ausrichten. Erst dies ermöglicht angepasstes Verhalten in einer sich ständig verändernden Umwelt.

Wenn das Gehirn aus dem Gleichgewicht gerät: Halluzinationen

Halluzinationen gehören zu den typischen Begleiterscheinungen von Psychosen, aber auch von erstaunlich vielen anderen Erkrankungen. Überraschenderweise halluziniert unter bestimmten Bedingungen selbst das Gehirn gesunder Menschen.

Wenn Menschen von Halluzinationen berichten heisst es oftmals sehr schnell, dass derjenige an Schizophrenie erkrankt sei. Doch diese Diagnose wird oft vorschnell gestellt. Denn das Gehirn erzeugt Trugbilder oder -töne unter den verschiedensten Umständen – bei Migräne, Epilepsie, Alzheimer und anderen degenerativen Gehirnerkrankungen, unter Drogen, bei Medikamentenmissbrauch sowie nach Hirnverletzungen. Irreale Visionen von Licht und Schatten kann schon jeder gesunde Mensch bei sich hervorrufen, indem er einige Minuten auf einen festen Punkt starrt oder sich einige Minuten lang genau im Spiegel betrachtet. Und einsame Höhlen- oder Polarforscher halluzinieren nach einiger Zeit Personen und Stimmen.

Was geschieht da im Gehirn? Wann spiegelt es uns Erscheinungen vor, die gar nicht vorhanden sind? Wann spielt es uns einen Streich und wann ist es Realität? Noch kann die Wissenschaft das Phänomen der Halluzination nicht im Einzelnen neuropsychologisch erklären, viele Aspekte sind bisher umstritten. Doch allmählich fügen sich die bisherigen Erkenntnisse in ein Gesamtbild.

Weites Spektrum an Ursachen –ähnliche Erscheinungen

Die Frage stellt sich, ob solche Scheinbilder bei Hirnläsionen auf ähnlichen neuronalen Prozessen beruhen wie diejenigen bei Psychosen. Halluzinationen treten in sehr vielen verschiedenen Zusammenhängen auf und äußern sich auf vielfältige Weise. Wir können zu allen Sinnesmodalitäten Trugerscheinungen erleben. Menschen halluzinieren nicht nur bildhafte oder akustische Phänomene, also etwa Stimmen oder Geräusche, sondern zum Beispiel auch Geruch, Geschmack oder Hautwahrnehmungen. Manche Schizophrenen fühlen, wie sich Würmer in ihre Haut fressen oder der ganze Körper mit Ameisen bedeckt ist.

Um mögliche Gemeinsamkeiten in der Vielfalt erkennen zu können, will ich den Begriff "Halluzination" sehr weit fassen. Ich zähle dazu außer eingebildeten Objekten auch unwirkliche Lichtspiele und Muster. Allerdings werde ich mich hier weitgehend auf visuelle Phänomene beschränken. Von Halluzinationen zu unterscheiden sind dagegen Illusionen, also wirkliche Täuschungen der Wahrnehmung, bei denen das Auge tatsächlich etwas registriert, dies aber falsch interpretiert wird.

Um Halluzinationen zu beschreiben, ist die Schizophrenie prädestiniert. Denn eingebildete Wahrnehmungen gehören zu ihren typischen Symptomen. Patienten mit einer Hirnläsion wissen in der Regel, dass die gesehenen Erscheinungen nicht Realität sind. Schizophrene hingegen erkennen dies meistens nicht. Für sie sind die Trugbilder oft grausame Wirklichkeit – und darum so fatal.

Häufig lösen sie Ängste aus, weil die Betroffenen sich die Fehlwahrnehmungen nicht erklären können.

Viele Roman- und Drehbuchautoren haben solche Einbildungen in Gruselszenen beschrieben. Doch die Wirklichkeit ist vielfach noch schrecklicher.

Auch zu irrealen visuellen Wahrnehmungen unter halluzinogenen Drogen wie LSD, Marihuana oder Meskalin, dem Wirkstoff mexikanischer Peyote-Kakteen, existieren zahlreiche Beschreibungen. Diese Berichte gleichen in vielem den eingebildeten Wahrnehmungen bei Psychosen.

Die Wirkung von LSD beschrieb als Erster 1943 der Schweizer Chemiker Albert Hofmann. Versehentlich hatte er bei der Synthese der Substanz, die sich aus dem Wirkstoff des Mutterkornpilzes herleitet, eine winzige Menge geschluckt. Da sah er "fantastische Bilder von außerordentlicher Plastizität, verbunden mit einem intensiven, kaleidoskopartigen Farbenspiel", "kristalline Landschaften ..., mit Juwelen besetzte Goldberge, geometrische Figuren, Blumen, Vögel, Schmetterlinge, Engel und farbige Springbrunnen.

Ein wesentliches Element der Halluzinationen im Drogenrausch ist strahlende Helle. Der britische Schriftsteller Aldous Huxley gewahrte unter Meskalin einen langsamen Reigen goldener Lichter. Dann sah er helle Knoten von Energie, die von immerzu wechselndem, Muster bildendem Leben vibrierten. In weiten Kreisen bekannt wurden vor dreißig Jahren die Beschreibungen von Carlos Castaneda über die Peyote-Droge in dem Kultbuch "Die Lehren des Don Juan": "Während ich trank, sah ich die Flüssigkeit durch meine Adern rinnen, in roten, gelben und grünen Schattierungen ... bis ich in Flammen aufging; ich war ein einziges Glühen." Dann "erleuchtete ein langes, glänzendes Objekt den ganzen Himmel", sodass "ich dachte, ich würde erblinden, wenn ich es weiter ansah".

Helle Lichterscheinungen, so genannte Photopsien, kommen oft auch bei Migräne vor, ebenfalls mitunter vor einem epileptischen Anfall. Viele Migräne-Patienten sehen Flimmerskotome, die von einer Seite des Gesichtsfeldes zur anderen ziehen, wobei Form und Größe variieren können. Den Beschreibungen nach ähneln sie der epileptischen "Aura". Mediziner meinen heute, dass manche göttlichen Visionen, etwa die Erscheinungen der Hildegard von Bingen, durch Migräneanfälle verursacht waren.

Nicht selten erleben Patienten Trugbilder in der ersten Zeit nach einem Schädel-Hirn-Trauma, nach einem Schlaganfall oder einer Tumoroperation. Recht häufig kommen sie bei krankhaftem Abbau von Hirnsubstanz vor, so bei etwa zehn Prozent der Patienten in bestimmten Phasen der Multiplen Sklerose. Vorübergehend halluziniert auch jeder dritte Alzheimer-Kranke. Kinder und ältere Menschen reagieren auf hohes Fieber oft mit einem Delir, das mit Halluzinationen einhergehen kann. Ebenso können Gehirn- und Hirnhautentzündungen sowie

Bauchspeicheldrüsenentzündungen visuelle Trugbilder hervorrufen.

Seit etwa hundert Jahren ist bekannt, dass hohe Dosen des Schwermetalls Mangan Nervenschäden mit Halluzinationen verursachen. Auch viele Medikamente, darunter Kortison, können solche Nebenwirkungen haben. Krebskranke berichten von visuellen Erscheinungen während der Bestrahlung, ebenso Patienten, bei denen ein Angiogramm (die Darstellung der Hirngefäße durch ein Kontrastmittel) vorgenommen wird. Selbst Lebensangst oder Panikanfälle können Halluzinationen hervorrufen. Des Weiteren treten Wahnbilder manchmal bei Vergiftungen auf, etwa infolge Nierenversagens.

Vielen Patienten erscheinen nur Lichtpunkte oder Lichtblitze, die durch das Sehfeld ziehen. Einige glauben einfache geometrische Figuren, etwa Dreiecke, Kreise oder Ellipsen zu sehen. Komplexe lebendige Bilder sind seltener.

Obwohl einzelne Formen von Halluzinationen sich nicht immer schlüssig Schäden in bestimmten Hirnregionen zuordnen lassen, so zeichnen sich doch in vielen Fällen bestimmte Zusammenhänge ab. Einfachen Lichterscheinungen liegt meist eine Störung des so genannten primären Sehzentrums im Hinterhauptslappen zu Grunde. Dies kann zum Beispiel bei Migräne der Fall sein oder auch bei einer epileptischen "Aura", wenn der Epilepsie-Herd in diesem Gebiet liegt.

Bei welchen Defekten Muster, geometrische Figuren oder komplexere Bilder entstehen, war lange Zeit nicht klar. Schon

1929 stellte der Breslauer Nervenarzt Otfried Foerster fest, dass Menschen Punkte, Striche und Kreise wahrnahmen, wenn er das Sehzentrum elektrisch reizte. Stimulierte er dagegen ein bestimmtes benachbartes Areal in den visuellen Wahrnehmungen weiterverarbeitet werden, so sahen sie komplexere Bilder.

Halluzinationen: Entgleisung der Fantasie

Für das zunächst rätselhaft anmutende Gefühl Sterbender, sich von ihrem Körper zu lösen, gibt es gleichfalls eine nüchterne Erklärung. Eine sehr seltene Fehlwahrnehmung sind autoskopische Phänomene, bei denen die Betroffenen eine Verdoppelung ihres Körpers empfinden oder – im Falle der Heautoskopie – sich dabei selbst sehen. Bei einem Patienten mit Hypophysen Tumor wurde dies zum Dauerzustand: Sein Doppelgänger imitierte seine Bewegungen und vor allem seine Mimik spiegelbildlich. Das gleiche Symptom tritt gelegentlich auch bei Migräne, Epilepsie, Schizophrenie, Depression und Drogenmissbrauch auf. Bei all diesen Zuständen dürfte das Hirnareal, das für das optische Selbstbild zuständig ist, eine Überfunktion aufweisen. Dasselbe könnte im Sterben geschehen. Ein Ketamin-ähnlicher Botenstoff lässt dabei offenbar die Person sich selbst aus der Ferne sehen – als unbeteiligter Zuschauer des eigenen Todes.

Auf den ersten Blick scheinen Halluzinationen grob gesehen unter zwei gegensätzlichen Bedingungen zu entstehen: entweder, wenn das Gehirn offenbar zu stark erregt wird – bei den Symptomen einer Schizophrenie oder unter bestimmten Drogen, auch bei Manisch-Depressiven, während einer Migräne-Attacke oder der epileptischen Aura; oder, wenn das Gehirn zu wenig von außen

39

stimuliert wird – auf Grund von Reizdeprivation infolge einer Hirnläsion oder bei Isolation, bei degenerativen Erkrankungen wie bei Alzheimer, desgleichen im Schlaf.

Nach der meist geteilten Ansicht herrscht aber immer Überaktivität in dem Hirngebiet, das die Bilder hervorbringt. Nur entsteht diese manchmal durch direkte starke Anregung, manchmal durch Wegfall von Hemmungen.

Dies erklärt, warum auch Gesunde unter Reizentzug halluzinieren, bei denen weder eine Hirnschädigung vorliegt noch ein Transmittersystem überaktiv ist. Ich vermute, das Gehirn ist dann unterbeschäftigt und sorgt deswegen selbst für Unterhaltung. Der Mensch empfindet einen bestimmten Aktivierungsgrad des Gehirns als angenehm. Der aus dem Englischen kommende Fachbegriff dafür, "Arousal", bezeichnet ein "helles Wachbewusstsein". Jede stärkere Abweichung davon empfinden wir subjektiv als unangenehm: Ein Mangel an Stimulation erzeugt Langeweile, ein Übermaß Stress. Bei wieviel Außenreizen jemand gerade zufrieden ist, kann individuell sehr verschieden sein und hängt vom Temperament ab. Extravertierte Menschen benötigen, um sich wohl zu fühlen, viel mehr Eindrücke als introvertierte. Unterschreitet der Informationsfluss von außen einen unteren Grenzwert, greift das Bewusstsein auf Gedächtnisinhalte zurück, um der Langeweile zu entgehen. Dies geschieht zunächst in Form von Gedanken und Vorstellungen; doch bei längerem totalem Reizentzug treten (Tag-)Träume und schließlich Trugwahrnehmungen auf.

Visuelle und andere Halluzinationen beruhen im Grunde auf

unserer faszinierenden Vorstellungskraft. Dass unser Gehirn bildhafte Fantasien hervorbringen kann, hilft uns nicht nur im täglichen Leben dabei, Aufgaben zu planen und Entscheidungen zu treffen. Diese Fähigkeit des menschlichen Geistes ist auch eine Quelle der Kunst. Maler "sehen" schon auf der leeren Leinwand das spätere Bild; Architekten stellen sich das Gebäude plastisch vor, das sie erst entwerfen werden. Die inneren Bilder entstehen mittels einer der kreativsten Funktionen unseres Verstandes. Aber sobald diese Vorstellungsfähigkeit außer Kontrolle gerät, setzt das Gaukelspiel der Halluzinationen ein.

Alles in allem haben Halluzinationen mittlerweile viel von ihrem unheimlichen Flair verloren. Sie sind in mancher Hinsicht als Störung der Interaktion zwischen verschiedenen Hirnbereichen erklärbar geworden. Zwar empfinden viele Betroffene diese Trugbilder als unangenehm und belastend. Wären sie aber nur von Nachteil, hätte der evolutionäre Selektionsprozess sie wahrscheinlich längst ausgerottet. Allein ihr Auftreten bei etlichen recht unterschiedlichen Störungen zeigt, dass es auch positive Aspekte geben muss.

"Denken Sie jetzt auf gar keinen Fall an einen lila Elefanten!" – Ein simpler Trick, aber es gibt wohl keinen Menschen, bei dem nun nicht zumindest für Bruchteile einer Sekunde das Bild eines lila farbenen Elefanten vor dem inneren Auge erscheint. Diese Aufforderung zeigt uns eine der faszinierendsten Fähigkeiten des menschlichen Gehirns: Wir können uns Dinge, Tiere oder Personen vorstellen, die gar nicht anwesend sind. Und, wie das Beispiel zeigt: Es kann schwer sein, diese Vorstellungen zu unterdrücken.

Vielleicht liegt oft nur ein winziger Schritt zwischen normaler Fantasie und Halluzinationen.

Wahn

Wahnvorstellungen gelten als typische Schizophrenie-Symptome. Dabei verlieren Betroffene den Bezug zur Realität. Etwa **80 Prozent** der Menschen mit Schizophrenie haben im Verlauf der Erkrankung Wahnvorstellungen, vor allem Verfolgungs- und Beziehungswahn aber auch Größenwahn, bei dem der Betroffene das Verhalten anderer wahnhaft auf sich selbst bezieht.

Ein Beispiel: Ein Betroffener sieht, dass in seiner Straße Bauarbeiter die Straße aufreißen. Er bezieht diese Aktion sofort auf sich und ist felsenfest davon überzeugt, dass das Ganze stattfindet, damit ihn die Bauarbeiter – die eigentlichen Geheimagenten sind – ständig beobachten können und unterirdische Abhörleitungen bis in die Wohnung des Betroffenen verlegen.

Das Besondere an Wahnideen als Schizophrenie-Symptome ist, dass sie für Außenstehende sehr bizarr wirken und häufig magisch-mystische Einschläge aufweisen. Zum Beispiel könnte der Betroffene sich als Gottheit geben oder meinen, über besondere Kräfte zu verfügen, die man von Märchen- oder Fantasy-Figuren kennt. Einige glauben sogar, dass sie fliegen könnten und stürzen sich aus reinem Glauben aus dem Fenster.

Chemische Gleichgewichtsstörungen bei Wahnkrankheiten

Trugbilder treten auch auf, wenn jemand einige Nächte hintereinander am Träumen gehindert wurde. Barbiturate, die Ärzte früher oft zur Beruhigung als "Schlafmittel" verschrieben, wie auch Alkohol unterdrücken den Traumschlaf. Beides kann nach einiger Zeit imaginäre Bilder hervorrufen. So versuchte eine Barbiturat abhängige Frau aus einem imaginären Glas zu trinken und nicht existente Objekte aufzuheben. Sie glaubte, auf dem Baum vor dem Fenster Menschen zu erblicken. Auch Narkoleptiker, die ein völlig gestörtes Schlafverhalten aufweisen, kennen äußerst lebhafte, wie wirklich empfundene Halluzinationen. Beim Suchtentzug kann dergleichen ebenfalls vorkommen. Und selbst robuste Menschen halluzinieren, nachdem sie mehrere Nächte nicht geschlafen haben.

Sogar Träume selbst gehören zu den Halluzinationen, wenngleich dies manchen überraschen mag. Denn diese Bilder erzeugt das Gehirn ganz allein. Sie entstehen, wenn die Überwachungsinstanz im Stirnhirn gerade schläft. Auch sie erleben wir zu dem Zeitpunkt als Wirklichkeit; und sie setzen sich wohl ebenfalls überwiegend aus unsortierten Erinnerungsfetzen zusammen. Eine wirklich halluzinogene Praktik dagegen ist die tiefe meditative Versenkung. Unter völliger Stille, bei geschlossenen Augen und der Reduzierung des Denkens zum Beispiel auf ein "Mantra" – also mangels aktueller Information – kann das Gehirn unter anderem strahlend helle Erscheinungen hervorbringen.

All diese Befunde zusammen lassen sich so deuten, dass bei visuellen Halluzinationen vor allem drei Hirngebiete interagieren:

das visuelle System, der Assoziationscortex und am Gedächtnis beteiligte Strukturen.

Weswegen sich unter bestimmten Umständen unpassende Bilder aus dem Gedächtnis hervordrängen, lässt sich bereits ansatzweise erklären. Nervenzellen kommunizieren untereinander mit Hilfe einer Anzahl von Signalstoffen, den neuronalen Botenstoffen oder "Neurotransmittern". Unter anderem von der Art des Botenstoffs hängt ab, ob die andere Nervenzelle an der Kontaktstelle, der "Synapse", ein erregendes oder ein hemmendes Signal erhält. In einem komplizierten Zusammenspiel vieler solcher Ereignisse regelt das Gehirn seine Aktivität. Es balanciert gewissermaßen die gerade angemessenen Gleichgewichtszustände ein. Hierfür erregen oder hemmen die verschiedenen Gehirngebiete einander mit Hilfe von Neurotransmittern.

Im Zusammenhang mit Halluzinationen dürften nach heutigen Kenntnissen besonders vier solche Botenstoffe im Gehirn Bedeutung haben: Dopamin, Serotonin und Noradrenalin (die zu den "aminergen" Botenstoffen gehören), die auf Nervenzellen meist hemmend wirken, sowie Acetylcholin, ein erregender ("cholinerger") Transmitter. Immer mehr wissenschaftliche Befunde deuten darauf hin, dass letztlich eine gestörte Balance zwischen dem cholinergen und dem aminergen System die Schuld an Halluzinationen trägt.

Dabei erweisen sich insbesondere Noradrenalin und auch Dopamin als Gegenspieler des Acetylcholins. Letzteres ist offenbar für Aufmerksamkeit und wahrscheinlich auch für Lernen und Gedächtnisfunktionen verantwortlich. Dopamin scheint eine Rolle zu spielen, um Wichtiges von Unwichtigem zu trennen.

Acetylcholin hilft uns auch zu träumen. Im Schlaf fehlen Noradrenalin und Serotonin fast völlig. Relativ geringe Mengen von Acetylcholin genügen dann, um unser Gehirn hin und wieder aus dem Tiefschlaf zu holen und im Traum breit gefächert verschiedene Gehirnregionen, auch das visuelle System, zu erregen. Im Wachzustand produziert das Gehirn mehr Acetylcholin als im Schlaf. Doch nun sind auch seine Gegenspieler wieder aktiv und verhindern überschießende Reaktionen.

Die starke Wirkung von Drogen beruht auf ihrer Ähnlichkeit zu bestimmten Neurotransmittern. Sie imitieren gewissermaßen die natürlichen Botenstoffe und lagern sich an deren Stelle an den Synapsen an. Wahnbilder fördern vor allem Substanzen, die Acetylcholin hemmen beziehungsweise die an aminerge Rezeptoren andocken. Manche Drogen blockieren die Rezeptoren sogar für längere Zeit, wie LSD, das sich für mehrere Stunden anbindet. LSD ist dem Serotonin verwandt, ebenso das aus mexikanischen Pilzen gewonnene Psilocybin. Meskalin ähnelt chemisch dem Noradrenalin und dem Dopamin.

Vieles deutet darauf hin, dass sich das Gehirn durch Halluzinogene verändert, dass beispielsweise häufiger LSD-Konsum Schizophrenie begünstigt. Erwiesen ist, dass bei früherer LSD-Einnahme manchmal "Flashbacks" unvermutet auftreten können: Rauschzustände ohne vorherige Drogeneinnahme Monate oder Jahre später. Auch Kokain, im eigentlichen Sinne kein Halluzinogen, und die Modedroge "Ecstasy" können anhaltende psychische Störungen auslösen. Die Wirkung von "Ecstasy" beruht unter anderem darauf, dass es sich an Serotonin-Rezeptoren festsetzt. Wahrscheinlich schädigt es sie dadurch, was mitunter auftretende dauerhafte Persönlichkeitsveränderungen erklären könnte.

Psychosen und dabei auftretende Halluzinationen lassen sich trotz zahlreicher aufschlussreicher Studien noch immer nur teilweise erklären. Hierbei zeigt sich das komplizierte Wechselspiel der Neurotransmitter besonders eindringlich. Wenigstens so viel steht fest: Bei Schizophrenie oder manischer Depression sind Neurotransmitter-Systeme entgleist. Eine Psychose entsteht freilich nicht, weil ein einzelner Botenstoff aus der Rolle fällt. Vielmehr geraten mehrere dieser Systeme aus der Balance. Die wichtigsten Erkenntnisse kann ich hier nur sehr grob zusammenfassen.

Vor rund fünfzig Jahren entdeckten Ärzte, dass bei Schizophrenie bestimmte Wirkstoffe vorübergehend die Halluzinationen – und auch die Wahnvorstellungen – unterbinden können. Diese "Antipsychotika" oder "Neuroleptika" blockieren im Gehirn die Rezeptoren für Dopamin. So kam die These auf, dass bei Schizophrenie eine Störung im Dopaminangebot vorliegt. Bei gesunden Menschen rufen Drogen, die dem Dopamin chemisch ähneln, etwa Amphetamine ("Speed") oder Kokain, in hoher Dosis Verwirrtheit, Angst, Schwindel, epileptische Anfälle und auch Halluzinationen hervor. Allerdings ließ sich bei schizophrenen Patienten ein erhöhter Dopaminspiegel nicht eindeutig nachweisen. Vielmehr kam heraus, dass ihr Gehirn besonders viele Dopamin-Rezeptoren aufweist. Dies könnte aber auch eine Gegenreaktion auf die Medikamentenblockade durch

Antipsychotika darstellen. Nach allen Erkenntnissen ist im Gehirn Schizophrener der Dopamin-Stoffwechsel gestört. Die eigentliche Ursache dafür ließ sich bisher aber nicht genau feststellen.

Bei Schizophrenie gerät nicht nur Dopamin außer Kontrolle. Anscheinend entgleisen auch die Systeme für Serotonin und Noradrenalin. Manche Forscher vermuten, dass die Wahnvorstellungen teilweise auf eine beständige mangelhafte Hemmung von Acetylcholin zurückgehen. Über die Auswirkungen von Störungen beim Serotonin und Noradrenalin geben Befunde an Manisch-Depressiven Auskunft. Auch diese Patienten halluzinieren manchmal.

Serotonin scheint bei ihnen generell zu wenig vorhanden zu sein, und zwar sowohl in der manischen wie in der depressiven Phase. Lithiumhaltige Medikamente helfen in beiden Zuständen, wohl weil sie die Serotonin-Aktivität steigern. Einige Wissenschaftler vermuten, dass ein niedriger Serotonin-Spiegel die Voraussetzung für die manisch-depressive Erkrankung schafft, während der Noradrenalin Spiegel die Phase bestimmt. Wahrscheinlich herrscht im manischen Zustand ein Übermaß an Noradrenalin und im depressiven ein Mangel. Auch bei krankhaften Angststörungen, die mit eingebildeten Bedrohungen einhergehen können, spielt zu viel Noradrenalin eine Rolle. Für die Beteiligung von Noradrenalin an psychotischen Halluzinationen spricht auch, dass Kokain, das Gesunde in niedriger Dosis wach und aktiv macht, bei ihnen den Abbau von Noradrenalin verlangsamt.

Vielleicht wirkt bei Schizophrenie auch ein gestörtes Gleichgewicht zwischen subkortikalen Strukturen und dem Neocortex mit, also zwischen entwicklungsgeschichtlich alten Anteilen des Gehirns und der jüngsten, am stärksten differenzierten Schicht der Großhirnrinde. A. Breier von der Universität von Maryland in Baltimore nimmt an, dass ein Anstieg der Serotonin-Funktion im subkortikalen Bereich Halluzinationen und Wahn induziere, während ihre Verringerung im Vorderlappen des Gehirns den sozialen Rückzug vieler Schizophrener bewirke.

Die These, dass bei psychotischen Halluzinationen Neurotransmitter aus der Balance geraten sind, unterstützen verschiedene Befunde zu anderen Krankheiten. Bei Migräne kommt Serotonin aus dem Gleichgewicht. Wahrscheinlich wird unter anderem bei Stress, Wetterumschwüngen und Nahrungsmittelallergien zu viel von dem Botenstoff freigesetzt. Die einzelnen Phasen der Kopfschmerzattacke gehen darauf zurück, dass sich Blutgefäße im Gehirn zunächst unter dem Einfluss von zu viel Serotonin zu sehr verengen. Als Folge davon wird der zunächst im Überfluss vorhandene Botenstoff anschließend so stark abgebaut, dass sich die Arterien nun übermäßig weiten.

Bei Alzheimerpatienten hingegen lässt die Kontrolle durch Endhirngebiete nach, die für Aufmerksamkeit und Bewusstsein sorgen, sodass nun aus anderen Regionen Impulse vordringen können, die vorher gehemmt wurden. Die Demenz könnte unter anderem auf einen Mangel an Acetylcholin zurückgehen. Mediziner fanden bei Autopsien dieses Personenkreises in der Großhirnrinde eklatante Defizite dieses Neurotransmitters. Das würde nicht nur die Gedächtniseinbußen und Konzentrationsschwierigkeiten erklären, sondern auch die

Halluzinationen, die manche der Patienten erleben. Eine alte Frau etwa erblickte Verwandte, die gar nicht anwesend waren, und unterhielt sich mit ihnen. Eine andere Patientin störte sich an einem Hund, der angeblich in ihrem Bett schlief. Immer wieder verlangte sie, die Tochter solle ihn hinausbringen.

Ein besonderer Fall entgleisender und überschießender Neurotransmitter stellt wahrscheinlich dar, was manche Menschen erleben, die dem Tod im letzten Augenblick entrissen wurden. Einhellig berichten sie von gleißendem Licht. Meist haben sie vorher das Gefühl, ihren Körper zu verlassen und sich selbst aus großer Höhe zu sehen. Dann ziehen rasend schnell vergessen geglaubte Szenen aus dem Leben vorbei. Manche dieser Menschen sehen schließlich noch Landschaften oder filigrane Muster.

In seinem Buch "Leben nach dem Tod" beschrieb der amerikanische Arzt Raymond A. Moody erstmals diesen typischen – allerdings noch umstrittenen – Ablauf. Er führt dazu zahlreiche Beispiele an. "Es war alles pechschwarz, nur ganz weit in der Ferne konnte ich dieses Licht sehen, dieses unglaublich helle Licht", heißt es da beispielsweise. Oder: "(Das Licht) war wunderschön und so hell, so strahlend, aber es tat den Augen nicht weh. So ein Licht kann man hier auf der Erde überhaupt nicht beschreiben." Solche Schilderungen erinnern frappant an Erlebnisse unter halluzinogenen Drogen.

Neurophysiologen diskutieren denn auch seit Anfang der achtziger Jahre, ob beim Sterben im Gehirn nicht eine Katastrophenreaktion mit übermäßiger Transmitter-Ausschüttung ablaufe. Ohne den

Berichten Reanimierter ihre Mystik nehmen zu wollen, könnte man das gleißende Licht als globale Photopsie infolge dieser Überfunktion deuten und die übrigen Eindrücke als komplexe visuelle Halluzinationen. Das Auftauchen vergessen geglaubter Episoden aus der Lebensgeschichte dürfte durch totale Aufhebung der Gedächtnisfilter bedingt sein. Offenbar werden zudem Endorphine, körpereigene Opiate, in großen Mengen frei, was den friedlichen Gesichtsausdruck vieler Toter erklärte.

Überschießende Aktivität von Hirngebieten

Halluzinationen beruhen, vereinfacht gesagt, auf Störungen der Wechselwirkungen zwischen mehreren Gehirnteilen. Bei komplexen visuellen Halluzinationen dürften vor allem drei Hirngebiete in nicht regulärer Weise interagieren: das visuelle System mit der "Sehrinde" im Hinterhauptslappen, der mit Aufmerksamkeit befasste "Assoziationscortex" im Stirnhirn und Strukturen, die für das Gedächtnis zuständig sind.

Nach allen Anzeichen ist das Hirngebiet, aus dem die halluzinierten Wahrnehmungen jeweils stammen, überaktiv – die Balance mit anderen Regionen ist aus dem Gleichgewicht geraten. Dies scheint für alle Formen solcher Halluzinationen zu gelten, ob eine Hirnläsion vorliegt, Drogeneinnahme oder eine Psychose.

Wesentlich für die Balance der Gehirnfunktionen sind so genannte neuronale Botenstoffe oder "Neurotransmitter". Sie vermitteln zwischen Nervenzellen aktivierende oder hemmende Signale. Besonders vier Neurotransmitter können beim Entstehen von Halluzinationen entgleist sein: Dopamin, Noradrenalin, Serotonin und Acetylcholin. Alle vier beeinflussen unter anderem die Aktivitäten von Nervenzellen im Stirnhirn. Teilweise wirken sie auch in anderen Hirngebieten, etwa in Strukturen des "limbischen Systems".

Dopamin ist für die Bewegungssteuerung besonders wichtig. Ein Mangel erzeugt Bewegungsarmut, ein Überschuss unwillkürliche, ausfahrende Bewegungen. Der Botenstoff wirkt als Gegenspieler von Acetylcholin, das bei Aufmerksamkeit, Lernen und Gedächtnis eine große Rolle spielt – vielleicht sogar beim Bewusstsein selbst.

Der wichtigste Gegenspieler von Acetylcholin aber ist Noradrenalin. Ein Hauptzentrum dieses Transmitters (der Locus coeruleus) im Hirnstamm integriert möglicherweise Eingänge von den verschiedenen Sinnesorganen. Die Grenzen zwischen den Sinneskanälen verwischen bei übermäßiger Stimulation dieses Zentrums.

Viele halluzinogene Drogen besetzen bevorzugt Rezeptoren von Serotonin, das unter anderem das Noradrenalin-System hemmt.

Ich-Störungen

Ich-Störungen als Schizophrenie-Symptome kommen bei fast jedem zweiten Schizophrenen vor. Dabei verschwimmen für den Betroffenen die Grenzen zwischen «Ich» und «Umwelt». Psychiater unterscheiden bei Schizophrenie folgende Ich-Störungen als Symptome:

- **Depersonalisation**: Eigene Gedanken, Gefühle oder Körperteile empfindet der Betroffene als fremd, als nicht zu sich gehörig.
- **Derealisation**: Die Umwelt wird als unwirklich und andersartig erlebt.
- **Gedankenausbreitung**: Der Schizophrene hat das Gefühl, dass sich seine Gedanken im Raum ausbreiten und andere sie hören können.
- **Gedankenentzug**: Betroffene glauben, dass ihre Gedanken von außen entzogen bzw. weggenommen werden. Beispielsweise von Aliens.
- **Gedankeneingebung**: Der Betroffene glaubt, dass seine Gedanken von außen eingegeben sind. Beispielsweise von Gott oder Engeln.
- **Fremdbeeinflussung**: Eigenes Handeln wird als von außen gesteuert erlebt. Betroffene fühlen sich wie eine Marionette. (z.b, dass der Staat sie kontrolliert)

Formale Denkstörungen

Formale Denkstörungen sind Schizophrenie-Symptome, die bei etwa zwei von drei Schizophrenen auftreten. Dabei ist der Denkablauf verzerrt.

Die Betroffenen verschmelzen zum Beispiel verwandte Sachverhalte. Teilweise erfinden sie Wörter neu, die völlig absurd klingen können und keinen Sinn zu haben scheinen (sogenannte Neologismen).

Das Denken von Menschen mit Schizophrenie ist zusammenhangslos und zerfahren, mit sprunghaften und unlogischen Gedankengängen (Zerfahrenheit) bis hin zu willkürlichen Verknüpfungen von Worten. So können sie zum Beispiel in einem Satz über völlig unterschiedliche Dinge reden, so dass der Zuhörer gar nicht weiß, worüber der Betroffene gerade spricht. Oder sie sagen einfach Wörter vor sich hin, ohne Sinn, Grammatik und besonderen Inhalt. (Katze schwimmt aber Müllers Brot)

Bei manchen Betroffenen äußern sich formale Denkstörungen dadurch, dass ihr Denken in einem Gespräch plötzlich ohne erkennbaren Grund abbricht (sog. Gedankensperrung).

Affektive Störungen

Bei fast allen Menschen mit Schizophrenie treten affektive Symptome auf – die Schizophrenie wirkt sich also auch auf die Gefühlswelt der Patienten aus. Besonders die hebephrene Schizophrenie äußert sich durch affektive Symptome und Beschwerden.

Im Gespräch wirken von Schizophrenie Betroffene zum Beispiel emotional abwesend oder gefühlsarm. Dies wird auch als mangelnder affektiver Rapport bezeichnet. Sie können auf Situationen und Dinge unangemessen reagieren, die man ihnen erzählt (sog. Parathymie). Beispielsweise können sie auf eine traurige Geschichte mit Freude reagieren und umgekehrt oder sie lachen sich einen Schaden auf einer Beerdigung. Auch ihre Mimik passt häufig nicht zu der Situation (sog. Paramimie). Sie verhalten sich manchmal albern und läppisch heiter auch wenn die Situation ernst wäre (sog. läppischer Affekt).

Weitere Schizophrenie-Symptome sind völlig entgegengesetzte Gefühle, die Schizophrene gleichzeitig erleben können – insbesondere die hebephrene Schizophrenie ruft bei Betroffenen gegensätzliche Emotionen hervor. Sie lieben und hassen zum Beispiel zur selben Zeit oder können etwas wollen und gleichzeitig nicht wollen (sog. psychotische Ambivalenz).

Besonders wenn die akute Phase der Schizophrenie abgeklungen ist, bleibt bei den Betroffenen häufig eine Gefühlsarmut bestehen.

Psychomotorische Störungen

In einigen Fällen zeigen Menschen mit einer Schizophrenie Störungen in ihren Bewegungen, die eng mit ihrer Psyche zusammenhängen.

Psychomotorische Störungen als Schizophrenie-Symptome können beispielsweise dazu führen, dass Betroffene nicht mehr in der Lage sind, sich zu bewegen, obwohl sie bei vollem Bewusstsein sind. Sie liegen dann wie erstarrt da – sogenannter **katatoner Stupor** – und wirken verängstigt und innerlich angespannt. Außenstehende können die Betroffenen in dieser Situation aber bewegen – sie nehmen die neue Haltung ein, wie eine Puppe (sog. Katalepsie).

Bei einigen Betroffenen begleitet eine starke **motorische Unruhe** die Schizophrenie-Symptome. Die Schizophrenen fühlen sich getrieben und neigen dazu, bestimmte Bewegungen immer wieder auszuführen (Bewegungsstereotypen), beispielsweise den Körper hin- und herzuwippen.

Auch die Fähigkeit, mit anderen Menschen zu kooperieren, leidet unter der Schizophrenie. Manche Betroffene führen etwa automatisch genau das Gegenteil von dem aus, was man ihnen sagt (sog. Negativismus); oder sie erledigen Aufgaben so, als ob sie eine Maschine oder ein Automat wären (sog. Befehlsautomatie).

Was ist eine Psychose?

Als Psychose bezeichnet man allgemein psychische Störungen, bei denen ein struktureller Wandel im Erleben des Betroffenen feststellbar ist. Betroffene verlieren zeitweise den Bezug zur Realität, nehmen ihre Umwelt anders wahr und verarbeiten sie anders als gesunde Menschen. Häufige Symptome einer Psychose („Seelenkrankheit") sind Wahnvorstellungen und Halluzinationen.

Definition

Unter dem Begriff Psychose werden Krankheiten zusammengefasst, bei welchen schwere Beeinträchtigungen der psychischen Funktionen vorliegen. Psychosen sind sehr ernst zu nehmende seelisch- geistige Krankheiten. Dieser Überbegriff umfasst verschiedenste Formen dieser Krankheitsgruppe. Unter Psychosen fällt auch die große Gruppe der Multiplen Dissoziation (Schizophrenie) und der Phobien. Frauen und Männer sind gleichermaßen von dieser Erkrankung bedroht. Das Ausmaß der Erkrankung ist so schwer, dass eine Bewältigung aus eigener Kraft kaum mehr möglich ist. Der Bezug zur Wirklichkeit ist meist erheblich gestört, das Denken, die Wahrnehmung, das Wollen und das Fühlen sind beeinträchtigt.

Psychosen werden nach ihrer Entstehungsursache in organische und nicht-organische Psychosen eingeteilt. Bei den organischen Psychosen gibt es reversible und irreversible Formen. Die häufigste Form der nicht-organischen Psychosen ist die Schizophrenie. Auch die Schizophrenie wird in verschiedene Subtypen unterteilt. Sie werden auch oft als schizophrene Psychosen bezeichnet. Kennzeichnend für schizophrene Psychosen ist ein Nebeneinander von gesunden und veränderten Verhaltensweisen und Erleben bei den Betroffenen.

Organische Psychosen

Dies sind Psychosen, denen eine nachweisbare körperliche Erkrankung zugrunde liegt, die das Gehirn direkt (morphologisch fassbar) oder indirekt (in der Regel funktionell, auf dem Umweg über Kreislauf oder Stoffwechsel) in Mitleidenschaft zieht. Dazu zählen akuten organischen Psychosen – sie sind reversibel – und chronischen organischen Psychosen, welche irreversibel sind.

Nicht-organische Psychosen (endogene Psychosen)

Hierzu zählen die Schizophrene Psychosen (Schizophrenie), affektive Psychosen (psychotische Depression, Manie, manisch-depressive Erkrankungen) und schizoaffektive Psychosen.

Allgemeine Symptome

Das Krankheitsbild ist sehr vielgestaltig. Es gibt jedoch einige sehr häufige Symptome. Die Gedankengänge sind oft gestört, die Konzentration und das logische Denken sind beeinträchtigt, die Sprache zerfällt und wird unverständlich. Das Fühlen, Handeln und Wollen scheint widersprüchlich zu sein. Die Umwelt wird als verändert erlebt. Manche Kranke fühlen sich von anderen Menschen oder fremden Mächten bedroht und verfolgt, sie leiden in der Folge unter massiven Ängsten, sind erregt und angespannt, bisweilen aggressiv. Die Stimmungslage schwankt stark. Manche Kranke haben Trugwahrnehmungen (Halluzinationen) z.B. hören sie nicht reale Stimmen, die sie bedrohen, beleidigen, ihr Tun kommentieren oder ihnen Befehle erteilen, fühlen sich bestrahlt oder körperlich verändert, haben Visionen.

Psychosen sind oftmals vorübergehend, treten ein oder mehrmals im Leben auf und können sich sehr unterschiedlich abzeichnen. Arbeitet der Kopf nicht mehr richtig, kann sich das natürlich auf den ganzen Körper auswirken. Man kann seinen Beruf nicht mehr ausüben, die familiäre Situation leidet sehr darunter und man fällt nur all zu leicht in die Isolation.

Ursachen

Die Ursachen sind trotz psychologischer und medizinischer Forschung noch immer nicht zu 100 Prozent erkannt. Etwa jeder Hundertste, ist im Laufe seines Lebens von einer Psychose betroffen. Begünstigt werden diese Erkrankungen durch Umwelteinflüsse und belastende Erlebnisse in der Kindheit, Überarbeitung, Schlaflosigkeit, die Angst vor großen Prüfungen u.v.m. können die Entwicklung von Psychosen begünstigen. Vererbung hat ebenfalls einen gewissen Anteil, der aber häufig überschätzt wird, denn eine Psychose ist keine Erbkrankheit. Die Wahrscheinlichkeit, zu erkranken ist allerdings erhöht, wenn Vater oder Mutter an einer Psychose leiden. Vermutlich beruht die Entstehung einer Psychose nicht auf einer einzigen Ursache, sondern ist an mehrere Bedingungen geknüpft.

Unterschied Neurose und Psychose

Die Neurose ist eine psychische Störung, bei der die Betroffenen unter den verschiedensten Symptomen wie Ängsten, Depressionen oder Zwängen leiden, ohne jedoch den Bezug zur Realität zu verlieren. Der Betroffene bemerkt, dass das, was er denkt oder tut, ein „bisschen verrückt" ist, aber dass die Wirklichkeit anders aussieht. Bei der sogenannten Psychose hingegen geht der Realitätssinn phasenweise ganz verloren.

Die Psychose

Bei der Psychose erleben die Betroffenen etwas, das Außenstehende nicht nachvollziehen können. Beispielsweise fühlen sich die Betroffenen verfolgt und sie sehen „weiße Mäuse" in einer Intensität, die das Erlebte echt erscheinen lässt. Grob unterteilt man drei Formen der Psychose:

- **Affektive Psychose:** Es stehen Gefühlsstörungen im Vordergrund. Hierzu gehört beispielsweise die bipolare Störung, ein Wechsel aus starker Depression und extremer Hochstimmung.
- **Schizophrene Psychose:** Das Denken ist gestört. Wahnvorstellungen (z.B. Verarmungswahn oder Verfolgungswahn) sowie optische oder akustische Halluzinationen (Stimmenhören) gehören dazu.
- Die **schizoaffektive Psychose** ist eine Mischform aus beidem.

Die Neurose

Der Psychoanalytiker Harald Schultz-Hencke (1892-1953) hat die Theorien Sigmund Freuds, Karl Abrahams und Wilhelm Reichs weiterentwickelt und unterschied vier Hauptneurosen:

- die schizoide Neurose
- die depressive Neurose
- die Zwangsneurose
- die hysterische Neurose

Sehr stark vereinfachend könnte man sagen: Neurosen sind Störungen in der Beziehung zu anderen, Psychosen Störungen in der Beziehung zu sich selbst. Doch das stimmt sicher nicht ganz. Denn zum einen wirkt die Beziehung zu sich immer auch auf die zu anderen (und umgekehrt). Außerdem ist es keineswegs so, dass Psychosen die Beziehung zur eigenen Person nur stören. Sie können auch dazu führen, eigene Seiten und Bedürfnisse neu, anders, vollständiger wahrzunehmen.

Isolation und Reizdeprivation

Da Schizophrene vielfach Wichtiges nicht von Unwichtigem unterscheiden, nehmen die Mediziner an, dass auch sie dann unter einer Störung im Stirnhirn leiden. Diejenigen Patienten, bei denen als Symptome Apathie und sozialer Rückzug überwiegen, weisen besonders oft anatomische Anzeichen auf, dass dort Hirngewebe beschädigt ist. Aber auch bei solchen Formen von Schizophrenie, bei denen Wahnvorstellungen und Halluzinationen vorherrschen, sind während eines schizophrenen Schubs anscheinend Stirn- und wohl auch Schläfenhirn weniger aktiv als sonst. Das Stirnhirn ist dann schlechter durchblutet, und die Nervenzellen nehmen weniger Glukose auf.

Damit unser Gehirn halluziniert, muss allerdings weder eine Hirnläsion noch eine Psychose vorliegen, noch muss die Person Drogen nehmen. Dazu genügen bereits ein nicht einmal besonders langer Reizentzug oder soziale Isolation. Angesichts dessen erscheint es heute geradezu widersinnig, dass "Wahnsinnige" früher in Isolationszellen gesteckt wurden.

Wie Reizentzug wirkt, kann jeder in einem einfachen kleinen Experiment selbst ausprobieren, auch wenn dabei noch keine wirkliche Halluzination aufkommt. Man zwinge sich, länger völlig starr ohne zu blinzeln auf einen Punkt zu blicken. Damit die Sinneszellen immer wieder frisch ansprechen können, vollführt das Auge normalerweise unablässig winzigste Zuckungen. Unterdrückt man diese Mikrosakkaden, engt sich das Gesichtsfeld bald tunnelförmig ein. Später zeigen sich wolkenartige Flecken und Muster.

Obwohl die folgenden Maßnahmen binnen weniger Stunden erste Halluzinationen garantieren: Nicht an sich selbst ausprobieren sollte man einen totalen Reizentzug, wie ihn der Münchener Psychologe Jürgen Aschoff mit Freiwilligen durchführte oder

Ronald Siegel von der Universität von Kalifornien in San Francisco am eigenen Leibe unternahm. Denn dabei treten schon nach Stunden nicht nur Schwierigkeiten beim logischen Denken, Konzentrationsschwäche und Depressionen auf, sondern oft auch Angst und Panik. Aschoffs Probanden lagen wach weich gebettet in einem schalltoten Raum. Siegel legte sich gar in einem finsteren Tank stundenlang in körperwarm temperiertes Salzwasser, was praktisch keinerlei sensorische Empfindungen mehr zuließ. Er nahm schon bald kleine sonderbare Objekte mit leuchtenden Rändern wahr, dann futuristische Wolkenkratzer aus Licht; später schaute er in einen Tunnel, dem eine pulsierende blaue Helle entströmte, und schließlich sah er einen lachenden Buddha, der dann in einer grellweißen Wolke explodierte.

Längeres Alleinsein in karger Umgebung – etwa von Polarforschern oder Bergsteigern – scheint ebenfalls zwangsläufig Trugbilder herbeizurufen. Der italienische Forscher Maurizio verbrachte sieben Monate allein in einer Höhle. Nach zwei Wochen glaubte er, einen Vogel fliegen zu sehen, später entfernte Hilfeschreie zu hören. Dann gewahrte er an der grauen Höhlendecke bunte Farbflächen. Nach zwei Monaten tauchten Gestalten auf, die zunächst flüsterten, aber bald laut auf ihn einredeten. Schließlich begrüßte er sogar diese Personen, von denen einige keinen Kopf hatten.

Viele Erblindete erleben vergleichbare Halluzinationen auf Grund der erzwungenen sensorischen Deprivation. Die Sehrinde, die ja nun gar keine neuen Eindrücke mehr empfängt, erzeugt dann selbst Erregungen. Die Blinden empfinden die Lichtspiele und lebendigen Bilder oft durchaus als angenehm. Nachweislich gehen diese Wahrnehmungen, nach dem Entdecker "Charles-Bonnet-Syndrom" genannt, mit einer Aktivitätssteigerung in einem Gebiet unterhalb der primären Sehrinde einher. Da das Phänomen bei älteren erblindeten Menschen häufiger auftritt, dürften altersbedingte Einschränkungen der Hirnfunktionen seine Entstehung begünstigen.

Schizophrenie

1. Überblick

Schizophrenie beeinflusst die gesamte Persönlichkeit in unterschiedlicher Weise und äussert sich auf verschiedenen Ebenen. Oft zeigen die Betroffenen ein gestörtes Verhältnis zur Realität. Dies äussert sich zum Beispiel in Halluzinationen und Wahnvorstellungen.

«Die Leute in meinem Kopf geben zu allem, was ich mache, eine Meinung ab und sagen mir ständig, was ich zu tun habe!» So ähnlich könnte ein Erkrankter ein typisches Symptom der Schizophrenie beschreiben: akustische Halluzinationen oder eben Stimmen hören. Manche Betroffenen hören dabei eine oder mehrere Stimmen, obwohl niemand in ihrer Umgebung etwas sagt. Die Stimmen sagen den Betroffenen dabei recht unterschiedliche Dinge: Manchmal kommentieren sie nur, manchmal verhöhnen sie den Erkrankten oder stacheln ihn zu aggressiven Handlungen gegen sich oder – selten – gegen andere Personen an. Beginnt eine Schizophrenie, können akustische Halluzinationen manchmal auch nur aus Geräuschen wie Knacken, Rauschen oder Pfeifen bestehen. Mediziner nennen diese nicht realen Geräusche „Akoasmen".

Auch **visuelle Halluzinationen** sind möglich. Dabei sieht der Betroffene Mensch Farben, Dinge oder Personen, die nicht vorhanden sind – oft werden Halluzinationen in ein komplettes Wahnsystem eingebaut. Dazu ein kleines Beispiel: Ein Schizophrenie-Patient sieht viele silberne Lichtstrahlen aus dem Himmel herabgleiten, während ihm Stimmen sagen, dass er als Retter der Welt auserkoren sei. Der Patient entwickelt also gleichzeitig einen Grössenwahn, den er – genauso wenig wie die Halluzinationen – infrage stellt. Für ihn ist das Erlebte völlig real und in sich schlüssig: Natürlich sprechen die Engel zu ihm und lassen ihn in hellem Lichterglanz erscheinen, denn er ist ja der neue Messias!

Solch blühende Wahnvorstellungen des Betroffenen bezeichnen Mediziner übrigens auch als **floride Symptomatik** und werden von Angehörigen, Freunden oder Nachbarn oft als beängstigend empfunden, da sie überhaupt keinen Zusammenhang zur Realität haben und somit für Angehörige keinerlei Sinn ergeben.

Eine Schizophrenie kann sich durch viele unterschiedliche Symptome bemerkbar machen. Doch nicht alle Symptome einer Schizophrenie sind sofort für Außenstehende ersichtlich. So gehören zu den Kennzeichen einer Schizophrenie – neben einer veränderten Wahrnehmung – unter anderem:

- beeinträchtigtes **Denkvermögen**: Der Gedankenfluss des Betroffenen bricht manchmal ab oder ist verlangsamt. Stellen Sie sich dazu einfach ein Traktor auf der Autobahn vor. Man könnte 120km/h fahren, fährt aber maximal 25km/h.
- Abflachen der **Gefühle**: Schizophrene wirken häufig abwesend und gefühlsarm.
- Veränderung der **Bewegungen**: Die Betroffenen können z.B. völlig erstarren (sog. katatoner Stupor) oder sich nur noch eingeschränkt bewegen. Sie können aber auch sehr aktiv sein und viel Sport treiben.

Man unterscheidet verschiedene Formen der Schizophrenie. Sie orientieren sich an den Symptomen, die am deutlichsten auftreten. Herrschen zum Beispiel Wahn und Halluzination vor, sprechen sie von einer *paranoid-halluzinatorischen Schizophrenie*.

Die Ursachen einer Schizophrenie sind bis heute noch nicht genau erforscht – allerdings spricht vieles dafür, dass mehrere Einflüsse eine Schizophrenie begünstigen. Man vermutet, dass sowohl genetische Vorbelastungen in der Familie, biologische Störungen als auch die Lebensgeschichte und Persönlichkeit der Betroffenen eine grosse Rolle spielen. Manche munkeln sogar, dass eine erschwerte Geburt ein möglicher „Trigger" ist für eine Schizophrenie.

Um Schizophrenie festzustellen, befragt man den Betroffenen nach seinen Beschwerden und ob eventuell andere Familienmitglieder an Schizophrenie erkrankt sind. Anschliessend schliesst er Erkrankungen aus, die mit ähnlichen Beschwerden wie die Schizophrenie einhergehen, zum Beispiel Entzündungen im Gehirn, andere psychische Erkrankungen oder Vergiftungen.

Dazu können unter anderem Blutuntersuchungen und bildgebende Verfahren wie eine Computertomographie (CT) oder Magnetresonanztomographie (MRT) sinnvoll sein. Verschiedene neuropsychologische Tests unterstützen die Diagnostik.

Die Therapie der Schizophrenie erfolgt in erster Linie mit sogenannten Psychopharmaka. Dies sind Medikamente, die die Psyche des Menschen beeinflussen. Ausserdem unterstützt eine Psychotherapie die Betroffenen darin, mit ihrer Krankheit umzugehen und ihren Alltag zu bewältigen, indem sie nützliche Tipps bekommen und gestärkt werden in ihrem tun.

2. Definition

Schizophrenie gehört laut Definition zur Hauptgruppe der psychischen Störungen, bei denen sich das innere Erleben und die Wahrnehmung der Umwelt in charakteristischer Weise verändern. Die Betroffenen zeigen in fast allen Bereichen Auffälligkeiten. So verändern sich Denken, Wahrnehmung, Gefühlsleben, Antrieb und Bewegung der betroffenen Menschen meist erheblich.

Eine Schizophrenie tritt häufig in sogenannten Schüben auf. Die Betroffenen verfallen für eine bestimmte Zeit in eine sogenannte Psychose.

Viele Berichte in den Medien verwechseln die Schizophrenie mit einer **multiplen Persönlichkeitsstörung**. Bei dieser eigenständigen Erkrankung existieren zwei oder mehr verschiedene Persönlichkeiten innerhalb eines Menschen. Bei der Schizophrenie treten solche Phänomene _nicht_ auf. Die Verwechslung mag daher rühren, dass Mediziner die Schizophrenie früher als **Spaltungsirresein** bezeichnet haben.

Formen

In der Psychiatrie unterscheiden Ärzte verschiedene Formen der Schizophrenie. Je nach Ausprägung der Symptome teilen sie sie unter anderem in folgende **Untertypen** ein:

- **paranoid-halluzinatorische Schizophrenie**: hauptsächlich Wahnvorstellungen und Halluzinationen vor:
- **katatone Schizophrenie**: Symptome betreffen vor allem die Motorik
- **hebephrene Schizophrenie**: vorwiegend das Gefühlsleben ist gestört
- **Schizophrenia simplex**: Symptome entwickeln sich schleichend über einen längeren Zeitraum. Vor allem das Denken und die Emotionen sind beeinträchtigt. Wahn oder Halluzinationen treten meist nicht auf.
- **zönästhetische Schizophrenie**: Betroffene empfinden den eigenen Körper als fremd.

Häufigkeit

Zwischen 0,5 bis 1,6 Prozent der Bevölkerung entwickeln in ihrem Leben eine Schizophrenie. Die Wahrscheinlichkeit eines Menschen, im Laufe seines Lebens schizophren zu werden, wird auf etwa 1 Prozent geschätzt, das heisst im Klartext: Etwa eine von hundert Personen erkrankt. Frauen und Männer sind etwa gleich häufig betroffen. Männer erkranken im Durchschnitt drei bis fünf Jahre früher als Frauen. Die meisten Betroffenen erkranken zwischen dem 15. und dem 35. Lebensjahr.

3. Ursachen

Bei den Ursachen für Schizophrenie scheinen unterschiedliche Faktoren zusammenzuwirken. Man nimmt an, dass eine genetische Veranlagung (sogenannte Disposition) eine zentrale Rolle spielt. Das sogenannte **Vulnerabilitäts-Stress-Coping-Modell** ist in diesem Zusammenhang besonders anerkannt. Vertreter dieses Modells gehen davon aus, dass sowohl neurobiologische als auch psychologische und soziale Faktoren bei einer Schizophrenie als Ursachen zusammenspielen.

Genetische Grundlagen

Untersuchungen mit schizophrenen Menschen und deren Angehörigen weisen darauf hin, dass eine genetische Veranlagung an der Entstehung mit grosser Wahrscheinlichkeit beteiligt ist.

Ein Beispiel: Sind in einer Familie beispielsweise beide Elternteile an einer Schizophrenie erkrankt, liegt das Risiko für das Kind bei 40 Prozent, ebenfalls eine Schizophrenie zu entwickeln. Ist ein Elternteil schizophren, beträgt die Wahrscheinlichkeit für das Kind etwa 9 bis 16 Prozent. Hat ein Zwilling eine Schizophrenie, liegt das Risiko für das Geschwisterkind bei eineiigen Zwillingen bei 40 bis 60 Prozent und bei zweieiigen Zwillingen bei 15 Prozent. Bei einem betroffenen Geschwister liegt das Schizophrenie-Risiko für die Geschwister bei etwa 6 bis 20 Prozent. (Rein hypothetisch betrachtet.)

Eine Veranlagung für eine Schizophrenie äußert sich häufig in einigen Auffälligkeiten. Beispielsweise haben Betroffene oft Schwierigkeiten, Informationen auszuwählen, die für das Lösen einer Aufgabe wichtig sind. Wenn sie Informationen verarbeiten, greifen sie häufig nicht auf Erfahrungen zurück, die ihnen helfen könnten. Außerdem setzen scheinbar harmlose Ereignisse sie schnell unter Stress.

Häufige Auslöser einer Schizophrenie sind bei der entsprechenden genetischen Veranlagung Drogenkonsum und besonders einschneidende Lebensereignisse wie der Tod eines geliebten Menschen oder Traumata.

Biochemische Erklärungen

Schizophrenie hat wahrscheinlich auch biochemische Ursachen: In einer bestimmten Hirnregion (dem mesolimbischen System) reagieren bei Menschen mit Schizophrenie Andockstellen für Dopamin überempfindlich. Bei Dopamin handelt es sich um einen Botenstoff des Nervensystems, einen sogenannten Neurotransmitter. Neurotransmitter übermitteln Nervenimpulse von einer Nervenzelle zur nächsten.

Auch wenn diese sogenannte Dopamin-Hypothese nicht ausreichend belegt ist, spricht doch einiges dafür, dass Dopamin an der Entstehung der Schizophrenie beteiligt ist.

Als wichtigstes Argument für den Einfluss des Dopamins gilt die Wirksamkeit der Neuroleptika. Neuroleptika sind Medikamente, die Psychiater unter anderem bei der Therapie der Schizophrenie einsetzen. Diese Arzneimittel verhindern, dass Dopamin an Dopamin-Rezeptoren andocken kann. Neuroleptika bewirken vor allem einen Rückgang von Halluzinationen und Wahnvorstellungen. Diese Wirkweise der Neuroleptika untermauert die Dopamin-Hypothese.

Drogen

Sogenannte **Halluzinogene** wie zum Beispiel LSD oder Meskalin
können eine schizophrene Psychose auslösen.

Ausserdem gibt es Hinweise für einen Zusammenhang zwischen
Cannabiskonsum und Schizophrenie: Bei Menschen mit der
Veranlagung zur Schizophrenie kann regelmäßiger
Cannabiskonsum die Erkrankung auslösen.

4. Symptome

Eine Schizophrenie kann sich durch viele unterschiedliche Symptome bemerkbar machen. Für sich allein genommen kann jedes Symptom auch bei vielen anderen Erkrankungen auftreten. Somit sollten Sie, wenn eines dieser Symptome auf Sie zutreffen sollte nicht gleich denken, dass Sie schizophren sind aber klären Sie dies mit ihrem Arzt ab.

Bei der Schizophrenie klassifizieren Fachleute die Symptome unter anderem folgendermaßen:

- **Positivsymptome**:
  - Wahn
  - Halluzinationen
  - Denkstörungen (z.B. Zerfahrenheit, unlogisches Denken, Sprachstörungen, verlangsamtes Denken)
  - psychomotorische Symptome (z.B. monotone Bewegungen, Teilnahmslosigkeit, Erstarren, katatoner Stupor)
- **Negativsymptome**:
  - Antriebslosigkeit
  - gestörte Aufmerksamkeit, Konzentrationsschwierigkeiten
  - verminderte Reaktionen
  - Sprachverarmung bis zum Sprachverlust
  - Unfähigkeit, sich zu freuen oder Spaß an etwas zu haben
  - eingeschränkte Fähigkeit zu sozialen Kontakten, sozialer Rückzug

Als positiv Symptome gehören all diejenigen, welche dazu kommen. Also bei „normalen/gesunden" Menschen nicht vorkommen. Schizophrene Menschen bekommen also etwas dazu. Bei den negativen Symptomen ist genau das Gegenteil der Fall. Die Betroffenen verlieren eine Fähigkeit. Es fällt also etwas weg, was bei anderen vorhanden ist.

5. Diagnose

Um beim Verdacht auf eine Schizophrenie die Diagnose stellen zu können, müssen **mehrere charakteristische Symptome** mindestens einen Monat lang vorliegen.

Bedauerlicherweise existiert kein eindeutiger „Schizophrenie-Test". Deshalb schließt der Arzt zu Beginn Krankheiten aus, die das Verhalten des Betroffenen ebenfalls erklären könnten. Zu diesen gehören zum Beispiel:

- **organisch bedingte Psychosen:** z.B. Gehirntumor, Entzündungen oder Vergiftungen des Gehirns, Schädel-Hirn-Trauma
- **Persönlichkeitsstörungen:** z.B. Borderline-Störungen, paranoide Persönlichkeitsstörung
- **affektive Erkrankungen:** Auch im Rahmen einer Depression können zum Beispiel Wahn oder Halluzinationen auftreten.

Im Rahmen der Schizophrenie-Diagnose führt der Arzt verschiedene wichtige Tests und Untersuchungen durch. Dazu zählen:

- Erfassen der Krankheitsgeschichte (Anamnese)
- körperliche Untersuchung
- Untersuchung des Blutbilds
- Untersuchung des Gehirns: z.B. Elektroenzephalographie (EEG) und eventuell bildgebende Verfahren (MRT, CT)

Der Arzt stellt bei Schizophrenie die Diagnose anhand verschiedener Kriterien. Der Betroffene muss **mindestens eines** der folgenden Symptome aufweisen:

- Gedankenlautwerden, -entzug, -eingebung oder -ausbreitung
- Kontroll- oder Beeinflussungswahn
- Hören von Stimmen, die sich unterhalten (dialogisieren) oder das Verhalten kommentieren
- anhaltender, vollkommen ins Absurde gesteigerter bzw. bizarrer Wahn

Treten **mindestens zwei** der folgenden Symptome auf, kann der Arzt die Schizophrenie ebenfalls feststellen:

- anhaltende Halluzinationen – gleich welcher Sinn betroffen ist
- Gedankenabreißen oder -einschiebungen im Gedankenfluss
- die Psychomotorik (also mit dem psychischen Befinden zusammenhängende Bewegungen) betreffende

Symptome wie Bewegungslosigkeit bei vollem
Bewusstsein (katatoner Stupor), automatenhaftes
Verhalten
- auffällige geistige Abwesenheit (Apathie),
Sprachverarmung (Stupor)

6. Therapie

Die Schizophrenie-Therapie berücksichtigt, dass vielfältige
Faktoren an der Entstehung beteiligt sein können.
Dementsprechend wird ein sogenannter mehrdimensionaler
Therapieansatz praktiziert. Dieser umfasst drei verschiedene
Komponenten:

- Behandlung mit sogenannten Psychopharmaka.
Psychopharmaka sind Medikamente, die die Psyche der
Betroffenen beeinflussen.
- Psychotherapie
- Soziotherapie

Insbesondere bei akuter Schizophrenie ist die Therapie oft nicht
einfach, da viele Betroffene nicht einsehen, dass sie eine
Behandlung benötigen. Deshalb sind sie zu Beginn häufig nicht
bereit, mit Ärzten und Therapeuten zusammenzuarbeiten.

7. Verlauf

Bei Schizophrenie ist der Verlauf der Erkrankung von Mensch zu
Mensch unterschiedlich. Viele Betroffene zeigen bereits Monate
bis Jahre vor dem Ausbruch der Schizophrenie erste Anzeichen,
die allerdings nicht offenkundig auf eine Schizophrenie

hindeuten. Sie ziehen sich beispielsweise in dieser Zeit aus ihrem sozialen Umfeld zurück, wirken distanziert, sind häufig depressiv und nehmen die Realität bereits verzerrt wahr. Dieses Vorstadium der Schizophrenie bezeichnen Psychiater als „Prodromalphase".

Beim akuten Ausbruch der Schizophrenie treten die Symptome Wahn, Halluzinationen, Ich-Störungen, Denkstörungen und/oder Beeinträchtigungen der Gefühle und des Antriebs bei jedem Betroffenen in unterschiedlichen Ausprägungen und Kombinationen auf. Diese akute Krankheitsphase der Schizophrenie dauert Wochen bis Monate und klingt danach im weiteren Verlauf wieder ab.

Etwa ein Drittel der Betroffenen wird nach einer ersten schizophrenen Episode wieder vollständig gesund.

Der Verlauf der Schizophrenie kann aber auch in Schüben erfolgen. Die Gefahr liegt darin, dass nach jedem Schub, also nach jedem erneuten Ausbruch der Schizophrenie, bestimmte Symptome dauerhaft (chronisch) bestehen bleiben (sog. Chronifizierung). Vor allem sogenannte Minussymptome (Negativsymptome) schränken Betroffene dann zunehmend ein.

In seltenen Fällen bilden sich auch Symptome wie Wahn oder Halluzination (sog. Positivsymptomatik) nicht mehr vollständig zurück.

Bei ungefähr einem Drittel der Betroffenen tritt die Schizophrenie im Verlauf immer wieder auf – die Symptome verschwinden aber mit einer entsprechenden Behandlung fast vollständig. Bei einem weiteren Drittel der Personen mit

Schizophrenie treten im Verlauf dauerhaft Symptome wie anhaltender Wahn oder Halluzinationen auf.

Untersuchungen zeigen, dass bestimmte Umstände den Verlauf einer Schizophrenie günstig beeinflussen, zum Beispiel:

- Bricht eine Schizophrenie akut aus (z.b. infolge eines traumatischen Erlebnisses), ohne dass die Betroffenen im Vorfeld Anzeichen dafür zeigten, deutet dies auf eine günstige Prognose hin.
- Eine **früh beginnende Behandlung** einer Schizophrenie mit Neuroleptika beugt ebenfalls in der Regel einem chronischen Verlauf vor.
- Günstig für den Verlauf sind auch Lebensumstände wie eine feste Partnerschaft und ein gutes soziales Netzwerk.

8. Vorbeugen

Erbliche Faktoren scheinen bei der Schizophrenie eine grosse Rolle zu spielen – was die Möglichkeiten zum Vorbeugen stark einschränkt. Als genetisch vorbelastet gelten zum Beispiel Menschen, deren Eltern an einer Schizophrenie erkrankt sind oder waren. Aber auch soziale und psychische Faktoren wie Stress, Traumata und belastende Ereignisse begünstigen den Ausbruch der Krankheit. Aus diesem Grund empfiehlt man Menschen mit einer erblichen Vorbelastung für Schizophrenie, **Stress** weitestgehend zu **vermeiden**.

Auch mit dem **Verzicht auf Drogen** können entsprechend veranlagte Menschen einer Schizophrenie vorbeugen. Vor allem sogenannte Halluzinogene wie zum Beispiel LSD können eine schizophrene Psychose auslösen.

Auch mit dem Verzicht auf Drogen können entsprechend veranlagte Menschen einer Schizophrenie vorbeugen. Vor allem sogenannte Halluzinogene wie zum Beispiel LSD können eine schizophrene Psychose auslösen.

Behandlung mit Psychopharmaka

Besonders in der akuten Phase einer Schizophrenie ist die Therapie mit Psychopharmaka der wichtigste Baustein – Psychiater setzen vor allem sogenannte **Neuroleptika** (z.B. Haloperidol, Seroquel oder Abilify) ein.

Neuroleptika blockieren die Aufnahme des Dopamins über den sogenannten Dopamin-Rezeptoren. Dopamin ist ein Botenstoff im Gehirn (sog. Neurotransmitter) der Informationen zwischen den Nervenzellen (Neuronen) vermittelt. Bei schizophrenen Menschen scheinen die Dopamin-Rezeptoren mehr Dopamin aufzunehmen als bei Gesunden (sog. Überempfindlichkeit). Dies ruft Symptome wie Wahn und Halluzinationen hervor. Wahn und Halluzinationen bei Schizophrenie lassen sich durch eine Therapie mit Neuroleptika reduzieren.

Sind die akuten Symptome abgeklungen, nimmt der Betroffene die Neuroleptika für mindestens sechs weitere Monate ein. Treten danach wiederholt Rückfälle auf, helfen bei Schizophrenie Neuroleptika in einer niedrigeren Dosis. Langfristig kann diese Schizophrenie-Therapie weitere Rückfälle vermeiden.

Bei Menschen, die chronisch unter Halluzinationen und Wahn leiden, ist es sinnvoll, dass sie dauerhaft Neuroleptika einnehmen. Neuroleptika können zum Teil starke

Nebenwirkungen auslösen. Es gibt allerdings neuere Wirkstoffe (sog. atypische Neuroleptika), die gute Erfolge zeigen und weniger Nebenwirkungen hervorrufen (z.B. der Wirkstoff Olanzapin).

Welches Medikament im Einzelfall infrage kommt, hängt von den auftretenden Symptomen ab. Bei Plussymptomen verschreiben Ärzte zur Schizophrenie-Therapie vor allem **stark wirksame Neuroleptika** wie Haloperidol. Treten vorwiegend Minussymptome auf, wählt der Arzt häufig **atypische Neuroleptika** (Atypika), zum Beispiel Clozapin.

Wenn möglich, erhalten Menschen mit Schizophrenie nur ein Medikament zur Therapie (sog. Monotherapie). Treten Symptome wie starke Erregung, Angst oder Unruhe auf, verschreibt der Arzt manchmal zusätzlich ein starkes Beruhigungsmittel aus der Wirkstoffgruppe der Benzodiazepine, beispielsweise Lorazepam(auch bekannt als Temesta).

Psychotherapie

Bei der sogenannten «unterstützenden (supportiven) Psychotherapie» unterstützen Therapeuten, Ärzte, Angehörige und Pfleger den Betroffenen im Umgang mit der Schizophrenie.

Sie informieren ihn über die Erkrankung und klären über die Behandlungsmöglichkeiten auf. Außerdem erarbeitet der Therapeut mit dem Betroffenen die Einflussfaktoren, die seine Krankheit begünstigen. Das Ziel besteht darin, den Betroffenen Hoffnung und Mut zu machen und sie für eine Therapie zu motivieren.

Die Psychotherapie dient auch dazu, aktuelle Probleme und Lebensentscheidungen zu besprechen und Lösungen zu finden, die die Erkrankung berücksichtigen – ohne den Betroffenen dabei zu über- oder unterfordern. Über- und Unterforderungen können einen erneuten schizophrenen Schub auslösen.

In der Schizophrenie-Therapie haben vor allem Methoden der Verhaltenstherapie in den letzten Jahren an Einfluss gewonnen. Sie zielen darauf ab, geistige Fähigkeiten zu verbessern. Außerdem üben Betroffene dabei den Umgang mit anderen Menschen, mit dem Ziel, soziale Ängste abzubauen.

Darüber hinaus hilft die Verhaltenstherapie den Betroffenen, mit Symptomen wie Wahn und Halluzinationen umzugehen. Sie erarbeiten mit dem Therapeuten zum Beispiel Ablenkungsstrategien, die ihnen helfen, ihre Aufmerksamkeit von bedrohlichen Halluzinationen abzulenken.

Die Verhaltenstherapie kann auch bei Personen sinnvoll sein, die noch keine therapiebedürftige Schizophrenie, aber ein erhöhtes Risiko für die Erkrankung haben. Die Verhaltenstherapie kann manchmal verhindern, dass die Schizophrenie tatsächlich ausbricht.

Soziotherapie

Die sogenannte Soziotherapie im Rahmen der Schizophrenie-Therapie fördert die Fähigkeiten der Betroffenen, die sie im alltäglichen Leben benötigen, zum Beispiel im Umgang mit anderen. Soziotherapeutische Angebote sind unter anderem Arbeits- und Beschäftigungstherapie. Ausserdem zählen auch Massnahmen zur Wiedereingliederung (Rehabilitation) in verschiedenen Einrichtungen zum soziotherapeutischen Angebot.

Soziotherapie arbeitet nach dem Prinzip der kleinen Schritte. So steigert beispielsweise der Arbeitstherapeut die Anforderungen an die Betroffenen stufenweise. Dies betrifft sowohl die Arbeitszeiten als auch den Schwierigkeitsgrad der Arbeitsaufgaben.

Die Schizophrenie-Therapie beginnt in der Regel in einer stationären Klinik. Danach kann der Betroffene in eine Tagesklinik wechseln (sog. teilstationäres Angebot). Bei der nächsten Stufe wechselt er in eine Wohngemeinschaft mit therapeutischer Begleitung, in der er selbstständiger leben kann oder kehrt nachhause zurück.

Psychotherapie als Bewältigungstechnik

Schritte in diese Richtung geht unter anderem die Psychotherapie, die in den letzten Jahren kognitive Erklärungsmodelle und -methoden entwickelt hat, um Betroffene bei der Bewältigung des Phänomens zu unterstützen: „Wesentlich ist dabei die Analyse der Inhalte dieser akustischen Wahrnehmungen und die Aufdeckung ihrer individuellen Bedeutung für die stimmenhörende Person. Eine positive Entwicklung ist zum Beispiel, wenn ein Stimmenhörer lernen kann, die Stimmen, welche sein Alltagsleben banal kommentieren, auf zwei Abendstunden zu begrenzen, und vorher und nachher Ruhe hat.

In die Betreuung miteingeschlossen werden sollten im Fall einer Krankheit auch die Angehörigen von Stimmenhörern, die ebenso wie Betroffene selbst lange Zeit dazu tendieren, den Krankheitscharakter des Phänomens nicht wahrhaben zu wollen. Die Reaktionen der Angehörigen reichen von „Nicht-Wahrhaben-Wollen" über „Mitspielen zum Schein", „ernsthaftes Mitspielen" bis hin zum „Ablenken" und zum Versuch, die Unmöglichkeit des Trugcharakters zu beweisen".

Psychopharmaka: Antipsychotika

Antipsychotika reduzieren vor allem psychotische Symptome wie Halluzinationen, Wahn, Denkzerfahrenheit und hemmen die Aufnahme von Innen- und Außenreizen. Diese Medikamenten haben ihre wesentliche Bedeutung in der Behandlung der Schizophrenie.

Wirkung von Antipsychotika
Antipsychotika wirken bei akuten Psychosen ordnend auf Wahrnehmung und Denken. Im Zentrum ihrer Angriffspunkte steht der körpereigene Neurotransmitter Dopamin, ein Botenstoff, der eine wichtige Rolle bei der Übertragung von Impulsen zwischen verschiedenen Nervenzellen spielt. Die Antipsychotika blockieren die Dopamin-Empfangsstellen (D-Rezeptor) und vermindern damit die Aktivität derjenigen Nervenzellen, die den Neurotransmitter Dopamin zur Informationsübertragung nutzen. Neuere Antipsychotika wirken auch auf anderen Empfangsstellen (Rezeptoren), wie z.B. Serotoninrezeptoren.

Einteilung von Antipsychotika

Die Antipsychotika werden in so genannte typische (klassische) und in atypische (moderne) Antipsychotika eingeteilt:

- Typische/klassische Antipsychotika: Dazu zählen Antipsychotika der älteren/ersten Generation (z.B. Haloperidol), die neben antipsychotischen Effekten teilweise starke Nebenwirkungen auf die Körpermotorik hervorrufen.

- Atypische/moderne Antipsychotika: Hierzu gehören Antipsychotika der zweiten Generation, welche die Positiv/Plus-Symptome wie z.b. Wahn und Halluzinationen ebenfalls äußerst wirksam mindern. Sie besitzen allerdings ein anderes Nebenwirkungsprofil als die klassischen Antipsychotika. Insbesondere sind Bewegungsstörungen in der Regel viel geringer ausgeprägt. Diese bedingen vor allem Veränderungen des Stoffwechsels und können zu Übergewicht führen. Zu den atypischen Antipsychotika gehören z.b. die Wirkstoffe Risperidon, Olanzapin, Clozapin, Quetiapin und Aripiprazol.

Früher wurden die Antipsychotika entsprechend ihrer antipsychotischen Wirkung in hoch-, mittel- und niedrigpotent unterschieden. Die Einteilung wurde von dem Ausmaß der Blockade eines bestimmten Dopamin-Rezeptors abhängig gemacht. Wurde dieser blockiert, wurden die antipsychotischen Symptome verringert, der Wirkstoff galt als hochpotent (z.B. Haloperidol). In neuerer Zeit wurden weitere D-Rezeptoren entdeckt, die vor allem bei der antipsychotischen Wirkung atypischer Antipsychotika eine Rolle spielen. Schwachpotente Antipsychotika, die vorwiegend dämpfend und schlafanstoßend wirken, werden vor allem bei psychomotorischen Erregungszuständen angewendet. Zu den schwachpotenten Antipsychotika gehören etwa die Wirkstoffe Chlorprothixen und Pipamperon.

Anwendung von Antipsychotika

Antipsychotika werden u.a. eingesetzt zur unterstützenden Behandlung psychotischer Erkrankungen, speziell der Schizophrenie, sowie Erregungszuständen aller Art. Zur Anwendung kommen sie auch bei der Manie oder bei bipolaren Störungen, bei Verhaltensstörungen im Kindesalter, sind aber ebenso hilfreich bei durch Psychosen bedingter Unruhe und Schlafstörungen von älteren Patienten. Außerdem werden sie in der Schmerztherapie verwendet und gegen Übelkeit nach Operationen. Die Anwendung außerhalb der Behandlung der Schizophrenie sollte mit Zurückhaltung durchgeführt werden. Antipsychotika machen auch bei längerer Einnahme **nicht** abhängig.

Nebenwirkungen von Antipsychotika

Abgesehen von Blutbild-Veränderungen und einer leichten Blutdrucksenkung kann es speziell bei den typischen/klassischen Antipsychotika zu so genannten extrapyramidal-motorischen Effekten kommen. Darunter versteht man eine Beeinträchtigung derjenigen Nervenbahnen, die für die Feinabstimmung von Bewegungen verantwortlich sind. Sie äußert sich in Muskelverkrampfungen, Sitz- und Bewegungsunruhe, unwillkürlichen Bewegungen und einer allgemeinen Verlangsamung. Die atypischen Antipsychotika haben weniger motorische Nebenwirkungen, können aber zu anderen unerwünschten Wirkungen, wie Gewichtszunahme führen.

Die Krankheit verstecken… Stigma und Stigma Bewältigung bei psychischen Störungen

Stigmatisierung ist ein immerwährendes Problem der Psychiatrie. Vor allem die Schizophrenie ist eine jener Krankheiten, über die man, wenn man sie hat, tunlichst nicht spricht. Die Vorurteile über die Krankheit übertragen sich auf die Kranken. Sie laufen Gefahr, ihre Arbeit zu verlieren, wenn sie noch eine haben, und gar nicht erst eingestellt zu werden, wenn sie eine suchen, unabhängig von ihrer Leistungsfähigkeit und ihrem Gesundheitszustand. Wenn man über die Krankheit reden muss, spricht man besser allgemein von „Psychose, die man hat oder die man gehabt hat. Was für den Einzelnen richtig ist und wichtig ist, bleibt nicht ohne Konsequenzen für das öffentliche Bild von der Krankheit Schizophrenie: Kaum jemand ausserhalb des engsten Freundes- und Familienkreises von Betroffenen, kaum jemand, der nicht in der Psychiatrie tätig ist, hat je einen genesenen Schizophreniekranken kennengelernt oder jemand, der einen Weg gefunden hat, mit der Krankheit zu leben. Das wiederum ist nicht dazu angetan, die Ängste vor der Krankheit zu mindern und die Zuversicht auf eine erfolgreiche Behandlung zu stärken.

Der Mythos der Unheilbarkeit

Selbst in einem Jahrzehnt, in dem das Outen «in» ist, bleibt die
Veröffentlichung der schizophrenen Psychose eines prominenten
Zeitgenossen kaum vorstellbar. Gelegentlich scheint eher das
Gegenteil richtig zu sein. Wird die ausgeheilte schizophrene
Erkrankung eines prominenten Zeitgenossen bekannt, endet das
nicht etwa in einer Enthüllungsgeschichte, wie das heute in den
Medien so üblich ist, sondern in einer Denunzierung der Ärzte, die
diese Diagnose gestellt haben: Es muss sich um eine Fehldiagnose
gehandelt haben. Sonst hätte der Betroffene, Krankheit hin oder
her, nicht so leistungsfähig und erfolgreich sein können. So hiess
es in der Frankfurter Allgemeinen Zeitung in einer ausführlichen
Würdigung des Werkes der australischen Schriftstellerin Janet
Frame, die acht Jahre in psychiatrischen Krankenhäusern
verbracht hatte, sie sei fälschlich - weil nicht unheilbar - als
schizophren diagnostiziert worden.

Wer gesund wirkt, kann nicht Schizophrenie krank sein. Wer sein
Leben meistert, kann es nie gewesen sein. Diese Logik ist falsch.
Sie verdreht die Wirklichkeit. Für die Schizophreniekranken selber
wird sie zur doppelten Falle. Sie wirft sie selbst dann auf sich
selber zurück, wenn sie ihr Leiden bewältigt haben. Sie lässt sie,
wenn sie sich in guten Zeiten offenbaren, unglaubwürdig
erscheinen. Sie hindert sie an der Ausbildung einer eigenen
Identität unter Einbeziehung ihrer Krankheitserfahrungen.

Identifikation - mit wem?

Dabei wäre nichts wichtiger als das: Identifikationsfiguren für junge Schizophreniekranke, die verkünden: „Ich bin schizophren - oder ich war es. Ich lebe mit der Krankheit. Ich habe sie bewältigt. Gewiss, zeitweise war es die Hölle. Aber ich kann und will damit leben. Seht her, das ist mein Leben. Das habe ich vorzuweisen. Ich bin genauso viel wert wie jeder andere auch." Darauf werden wir vermutlich noch lange warten müssen. Bis dahin sind autobiographische Berichte von Menschen, die schizophrene und andere psychische Krankheiten durchlebt und durchlitten haben, von umso größerer Bedeutung.

Mittlerweile liegen zahlreiche solche Zeugnisse von Kranken mit den unterschiedlichsten Störungen vor. Eindrucksvolle Beispiele sind Silvia Plaths „Glasglocke", Stuart Sutherlands „Die seelische Krise", Hanna Greens „Ich habe Dir nie einen Rosengarten versprochen", Mary Barnes' „Bericht eine Reise durch den Wahn oder Maria Erlenbergers „Hunger nach Wahnsinn"

Bei den Büchern handelt es sich teils um Berichte über das Leben und die Auseinandersetzung mit psychischen Krankheiten, teils um Romane mit ausgeprägten autobiographischen Zügen. Das vielleicht wichtigste Dokument einer erfolgreichen Auseinandersetzung mit einer schizophrenen Psychose stammt von der bereits zitierten Amerikanerin Lori Schiller, die mit siebzehn an einer schweren Schizophrenie erkrankte und bis über ihr 30. Lebensjahr hinaus andauernde und zum Teil ausserordentlich belastende Krankheitsphasen durchlitt. Ihr Buch kann für Kranke und Angehörige in gleicher Weise zur Quelle der Ermutigung werden.

„Ich bin schizophren; ich suche Arbeit"

Was geschieht, wenn jemand einräumt, dass er schizophren ist oder war, dass er gar noch Medikamente einnimmt? Vermutlich folgendes: Die Mitmenschen gehen auf Distanz. Ein innerer Alarm setzt ein. Alle Vorurteile und Vorbehalte, die mit dem Wort Schizophrenie verbunden sind, werden wach: Unberechenbarkeit, Gefährlichkeit, Unzuverlässigkeit, Realitätsferne, Fremdheit, verwirrtes Denken, unheimlicher Blick, irres Lachen.... Man merkt dem Gegenüber förmlich an, wie seine Alarmglocken klingeln. Wenn man Glück hat, versteht er die Mitteilung als unpassenden Scherz.

Das Eingeständnis einer schizophrenen Erkrankung wird heute allzu oft immer noch zu einer sozialen Katastrophe. Allein die Vorstellung erscheint widersinnig, dass sich jemand mit diesen Worten um eine Stellung bewirbt: „Ich war schizophren. Jetzt bin ich wieder gesund. Ich möchte bei Ihnen arbeiten." Wer schizophren ist, ist gut beraten, mit der Information Dritter über die Krankheit sparsam umzugehen. Er läuft Gefahr, seine Freunde zu verlieren und seine Arbeit. Er tut gut daran, zu lügen, dass die Balken sich biegen, wenn es um seine Krankheit geht. Wenn er sich um einen Arbeitsplatz bewirbt, kann das zwar auch zu Schwierigkeiten führen. Wenn er die Diagnose verschweigt, ist das Anstellungsbetrug. Wenn sie im Nachhinein bekannt wird, kann ihn das den Job kosten. Aber wenn er sie vorher mitteilt, wird er ihn mit größter Wahrscheinlichkeit gar nicht erst bekommen. Also lügen...

Wer öffentlich zugibt, dass er an einer schizophrenen Psychose leidet oder gelitten hat, läuft in manchen Ländern auch heute noch Gefahr, seinen Führerschein zu verlieren, wenn das Polizei oder Behörde bekannt wird. Wer schizophren ist, wird im öffentlichen Dienst nicht eingestellt und schon gar nicht beamtet. Wer schizophren ist, erhält keine Approbation als Arzt. Alles dies nicht etwa, weil er Symptome hat, die seine Eignung in Frage stellen, ein Auto zu fahren oder eine bestimmte Stellung im öffentlichen Dienst auszuüben, sondern ausschliesslich und allein wegen des Wortes, wegen der Diagnose, des Etiketts Schizophrenie.

Lügen, lügen, Lügen?

Leider ist das nicht so einfach. Diese Empfehlung ist richtig. Sie ist zugleich falsch. Sie ist nur dann ganz richtig, wenn die Krankheit zuverlässig überwunden ist, wenn der Gesundheitszustand stabil ist, wenn Restsymptome entweder nicht mehr vorhanden oder doch zuverlässig unter Kontrolle sind. Sie ist falsch, wenn die Krankheit fortbesteht, wenn die Kranken vermindert belastbar sind, wenn sie eine soziale oder berufliche Nische suchen oder eine beschützte Arbeit. Sie ist möglicherweise auch dann falsch, wenn die Kranken einen Arbeitsplatz haben, wenn sie aus ihrer beruflichen Tätigkeit heraus erkranken, in die Klinik müssen und den Weg zurück suchen.

Unter solchen Bedingungen ist es häufig sinnvoll, dem Arbeitgeber und den Kollegen reinen Wein einzuschenken. Zwei Argumente sprechen dafür. Zum einen ist man bei der Rückkehr an den Arbeitsplatz nach Überwindung einer Psychose mit Wahrscheinlichkeit weniger belastbar und in mancher Hinsicht anders als in den Zeiten vor der Erkrankung. Aufklärung und Miteinbeziehung der Arbeitskollegen und der Vorgesetzten können auf diese Weise zu einem wichtigen Beitrag zur Rehabilitation und zum Zurückfinden in die Gesundheit werden. Andererseits kennen Vorgesetzte und Arbeitskollegen einen aus gesunden Tagen. In der Regel schätzen sie einen oder sie fühlen sich zumindest doch zu Loyalität verpflichtet. Sie sind unter Berücksichtigung früherer Leistungen bereit, einen Vertrauensvorschuss einzuräumen und in einem halbwegs funktionierenden Betrieb auch die Hilfestellung zu leisten. Denn jeder kann einmal krank werden. Jeder kann einmal in ähnlicher oder in anderer Weise hilfebedürftig werden.

Schliesslich bleibt kein anderer Weg als Offenheit, wenn die Krankheit nicht überwunden ist, wenn Restsymptome bestehen bleiben, wenn sie zu Behinderungen oder zu Teilinvalidität geführt hat. Auf der Suche nach einem beschützten Arbeitsplatz oder einer beruflichen Nische oder nach einem Ort zur beruflichen Rehabilitation ist die Aufklärung von Arbeitgeber und Arbeitskollegen eine Grundvoraussetzung für das Gelingen des Unternehmens. Psychische Behinderungen sind nicht zu sehen wie Gehbehinderungen oder Hörgeräte. Behinderungen gleich welcher Art verlangen in der sozialen und in der beruflichen Umwelt in spezifischer Weise Rücksichtnahme. Wie solche Rücksichtnahme im Hinblick auf psychische Behinderungen auszusehen hat, darüber ist Aufklärung notwendig. Sonst endet das Unterfangen unweigerlich mit Unterforderung oder Überforderung der Behinderten, mit Missverständnissen und vermeidbaren Leiden.

Auf alle Fälle ist Vorsicht geboten...!

Im Zusammenhang mit schizophrenen Erkrankungen empfiehlt sich unter diesem Aspekt der zurückhaltende Umgang mit der medizinischen Diagnose. Zum erfolgreichen Umgang mit der Krankheit kann es gehören, sich, wenn man sich offenbart, zunächst auf ungenaue Aussagen zu beschränken wie psychische Probleme - oder auf die Mitteilung von Symptomen wie Ängsten, Schlafstörungen, Erschöpfung, Konzentrationsstörungen. Ähnliches gilt für die Mitteilung, man müsse Psychopharmaka einnehmen. Auch hier empfiehlt sich eine vorsichtige und schrittweise Einbeziehung Dritter. Dazu sei allerdings angemerkt, dass die regelmässige Einnahme von Medikamenten am Arbeitsplatz eine jener Gelegenheiten ist, bei der das unsichtbare Stigma zu einem sichtbaren werden kann, so dass Erklärungsbedarf entsteht. Im vertrauten Umgang kann es hilfreich sein, über die Qualität der eigenen Erkrankung zu sprechen. Einem anderen Menschen mitzuteilen, dass man unter einer Psychose leidet, ist ein grosser Vertrauensbeweis. Dass es sich dabei um eine schizophrene Psychose handelt, ist eine Mitteilung, für die in der Tat recht intime Beziehungen die Voraussetzung sind. Die metaphorische Bedeutung des Wortes Schizophrenie enthält ein so hohes Missbrauchspotential, dass der Anspruch auf Wissen darüber im Zweifel den Kranken, ihren Lebenspartnern und ihrem engsten Familienkreis vorbehalten ist - auch wenn der Bedeutungsgehalt des Wortes Schizophrenie medizinisch nicht gravierender ist als jener des Wortes Psychose. Befriedigend ist das alles nicht.

Stigma Bewältigung und Entstigmatisierung

Die sozialen Folgen der Stigmatisierung müssen als zweite Krankheit verstanden werden, die Folgen der Schuldzuweisung und die mittelbaren Stigmatisierungsfolgen für die Angehörigen gleichsam als dritte. Stigma ist mehr als Vorurteil. Es ist Zuweisung - und Empfindung - von Scham, Schuld, Schimpf und Schande zugleich. Es ist deshalb auch nicht durch simple Aufklärungs- und Öffentlichkeitsarbeit aufzulösen, wie das immer wieder gehofft und propagiert wird. Stigma, erinnern wir uns, ist ein Zeichen, das dazu dient, „etwas Ungewöhnliches oder Schlechtes über den moralischen Zustand des Zeichenträgers zu offenbaren" (Goffman 1963). Das Stigma Schizophrenie entwickelt eine eigene Dynamik, der sich niemand entziehen kann. In ihm begegnen sich Phantasien und Ängste, historische und religiöse Mythen, subjektive Theorien von psychischer Gesundheit und Krankheit, Alltagswissen und soziale Repräsentationen, Bilder und Erinnerungen an den nationalsozialistischen Massenmord an psychisch Kranken und geistig Behinderten, persönliche Begegnungen und Erfahrungen und nicht zuletzt Assoziationen, die sich mit dem metaphorischen Gebrauch des Wortes Schizophrenie verbinden. Das Stigma ist zur zweiten Krankheit geworden. Seine Bewältigung – sein Management – wird somit zur selbstverständlichen Aufgabe der Therapie Psychose kranker.

Es ist der Symbolgehalt von allen stigmatisierenden Leiden - der hier wirksam wird; und dieser ist tief im Irrationalen, tief in unserer Gefühlswelt verankert. Mit anderen Worten: Wir müssen die Stigmatisierung und ihre Folgen im Umgang mit der Krankheit und den davon Betroffenen als reale Faktoren in Rechnung stellen und beachten. Das heisst unter anderem auch, dass wir uns selber immer wieder fragen müssen, welche sozialen Repräsentationen von Schizophrenie in uns lebendig sind und ob es uns selber als Therapeutinnen und Therapeuten gelingt, den irrationalen Anteil davon zu begreifen und im Rahmen der Behandlung zu kontrollieren. Wir können die Stigmatisierung der Schizophreniekranken in unserer Gesellschaft nicht aufheben. Wir können sie als Therapeuten im gesamtgesellschaftlichen Rahmen vermutlich nicht einmal beeinflussen. Aber indem wir uns ihrer bewusst werden und indem wir sie den Betroffenen verständlich machen, können wir den Kranken und ihren Angehörigen helfen, damit umzugehen.

Die Erkrankten

Die Kranken erleben die Stigmatisierung und ihre Folgen ständig. Sie müssen sich sorgfältig überlegen, wem sie von ihrer Krankheit erzählen und wem gegenüber sie darüber schweigen. Sie müssen sich überlegen, wie sie sie benennen - ob sie etwa von psychischen Problemen, von Psychose oder gar von Schizophrenie sprechen. Sie stehen immer wieder vor dem Dilemma, einerseits ihre Einschränkungen durch Krankheitsfolgen oder durch Medikamenteneinnahme erklären zu müssen, andererseits nichts preiszugeben, was nachteilig für sie ist. Wenn sie sich entschliessen zu schweigen, sind sie diskreditierbar durch Blossstellung und Verrat.

Wenn sie sich offenbaren, setzen sie sich all jenen Vorurteilen und Fehleinschätzungen aus, die mit dem Bild der Krankheit in der Öffentlichkeit verbunden sind. Im Bekannten- und Freundeskreis sowie unter Kollegen haben sie dann allerdings auch die Chance, Hilfe zu erfahren.

Eine Schwierigkeit besteht darin, dass sie ja selber Teil der Öffentlichkeit sind und dass sie deren Bild von der Krankheit trotz gegenteiliger Erfahrungen bis zu einem gewissen Grad teilen. Seit einigen Jahren wird in diesem Zusammenhang fälschlich von „Selbststigmatisierung" gesprochen. Die Auseinandersetzung mit dieser Tatsache ist ein wichtiger Bestandteil des Stigma-Managements. Erst wenn man sich bewusst ist, dass man sich unberechtigten Gefühlen von Scham, Schuld und Schande wegen seiner Krankheit nicht so leicht entziehen kann, wird die Auseinandersetzung mit der Stigmatisierung und deren Folgen möglich. Auch deshalb ist es notwendig, dass die Kranken ihre Diagnose kennen, dass sie fachlich begründetes Wissen über sie erwerben und dass sie sich auf die Auseinandersetzung mit ihr einlassen.

Die Angehörigen

Auch die Angehörigen Schizophrenieerkrankter unterliegen dem Stigma: Direkt durch Schuldzuweisung, indirekt durch ihre enge Verbindung mit den Kranken. Sie erleben es immer wieder, dass sie von Nachbarn, Freunden und Bekannten behandelt werden, als sei die Schizophrenie ansteckend. Wie schmerzlich sich das im täglichen Leben auswirkt, beschreibt Rose-Maria Seelhorst (1984):

„Ich habe... die Erfahrung gemacht, dass allein der Name der Krankheit vor allem bei älteren Menschen Verlegenheit und Abblocken auslöst. Selbst nahe Verwandte bedeuteten uns, besser zu schweigen. Ganz allgemein muss ich sagen, dass ein offenes Wort über diese Krankheit nicht gerade kontaktförderlich ist. Aber gerade das hatten wir alle nach einer Zeit der Vereinsamung nötig. Schon lange lebten wir nur noch unter uns. Die Geschwister trauten sich nicht, Schulkameraden mit nach Hause zu bringen und auch mein Mann und ich lebten eingekapselt mit unserer Sorge. Man muss erst lernen, seine eigenen Sorgen für sich zu behalten und mit andern stattdessen mit Unkraut im Garten oder eine Fünf in Mathematik zu sprechen. Eine Freundin sagte mit in aller Offenheit: 'Lass mal was von Dir hören, wenn es bei Euch wieder besser geht.' Es ging aber nicht besser".

Zurückweisung, Diskriminierung, Schuldzuweisung - damit haben Angehörige und Schizophreniekranke zu rechnen. Damit müssen sie sich auseinandersetzen. Dagegen müssen sie sich wehren. Dazu benötigen sie Verbündete; und diese finden sie am ehesten und am zuverlässigsten bei anderen Angehörigen. Auch andere Angehörige müssen so etwas wie ein Stigma-Management entwickeln, um einen konstruktiven Weg zur Bewältigung der Familienkatastrophe Schizophrenie zu finden. Auch Angehörige sollten sich umfassend über die Krankheit Schizophrenie informieren, aber auch über die sozialen Prozesse der Stigmatisierung, denen sie und ihre kranken Familienmitglieder ausgesetzt sind. Verstehen, was geschieht, ist ein erster Schritt zur Bewältigung. Auch Angehörige sind aufgerufen, jenseits des Stigmas ein nüchternes Verhältnis zur Krankheit Schizophrenie zu entwickeln. Nur so können sie lernen, Krankheitssymptome von Stigma bedingen sozialen Reaktionen zu unterscheiden und entsprechend angemessene Hilfe zu leisten.

Der Stigmatisierung entgegenwirken

Gewiss ist es eine gesellschaftliche Aufgabe, der Stigmatisierung von Schizophreniekranken und anderen Gruppen von Ausgegrenzten durch Aufklärung und Öffentlichkeitsarbeit entgegenzuwirken. Das ist vorrangig eine politische Aufgabe für Verbände und Interessenvertretungen von Psychiatrie, Angehörigen und Kranken, insbesondere letztere entwickeln in den letzten Jahren glücklicherweise immer mehr Dynamik und Kraft in der Auseinandersetzung mit Ungerechtigkeit und Diffamierung. Die Veränderung von Einstellungen und Haltungen ist jedoch ein Prozess der über Jahrzehnte geht und dessen Ausgang keineswegs gewiss ist. Die Kranken und ihre Angehörigen brauchen jedoch heute Hilfe und Rat. Das bedeutet, dass wir sie befähigen müssen, die durch die Stigmatisierung bedingten Ungerechtigkeiten ihnen gegenüber auch als Ungerechtigkeit zu begreifen, sich dagegen zu wehren und, wo immer möglich, zu bewältigen, auch wenn das alles andere leicht ist.